Nina Messinger

Du sollst nicht töten!

Plädoyer für eine gewaltfreie Ernährung

Smaragd Verlag

Über die Autorin

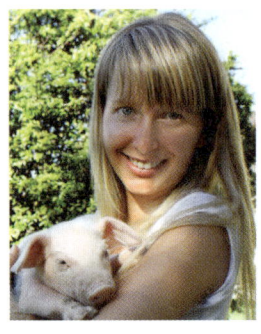

Die Autorin wurde 1980 in Niederösterreich geboren und hatte schon als Kind
eine besondere Beziehung zu Tieren,
die sie die prinzipielle Gleichwertigkeit
aller Lebewesen jenseits ihrer phy-
sischen Erscheinungsformen spüren
und erkennen ließen. Seit ihren Jugend-
jahren ernährt sie sich vegetarisch.
Beruflich unterstützt sie Menschen dabei, ihre Gesundheit
und ihr Wohlbefinden auf natürliche und ganzheitliche Weise zu stärken und zu optimieren, wobei die vitalstoffreiche
vegetarische Vollwerternährung mit einer ausreichenden
Menge an „lebendiger" Rohkost ein wichtiger Bestandteil
ist.

Dass wir Menschen aus unserem Schlaf der Unbewusstheit aufwachen und mit allen Lebewesen und der
Natur in Einklang und Frieden leben, ist ihre größte Her-
zensabsicht.

www.friede-im-herzen.at

Inhalt

Für ein gesundes und glückliches Miteinander –
Fünfzehn Interviews und Statements

Vorwort von Kurt Tepperwein

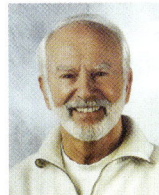 Kurt Tepperwein wurde 1932 in Lobenstein, Deutschland, geboren. Er war erfolgreicher Unternehmer und langjähriger Unternehmensberater, ehe er sich 1973 vom Wirtschaftsleben zurückzog und als Heilpraktiker und Forscher auf dem Gebiet der wahren Ursachen von Krankheit und Leid tätig wurde. Heute zählt Kurt Tepperwein zu den bekanntesten Lebenslehrern Europas. Sein umfassendes Wissen wurde in mehr als 100 Büchern und zahlreichen Videos, Audiotapes, CDs und DVDs veröffentlicht.

Dieses Buch macht uns bewusst, dass die tägliche Wahl unserer Nahrung weitreichende Folgen hat. Es weckt auf, berührt und ermutigt uns zu einer gesunden Ernährungs- und Lebensweise, die bestrebt ist, nichts und niemanden zu verletzen.

Die Welt, so, wie wir sie jetzt erleben, ist kein Zufall, sondern das Ergebnis der von uns bewusst oder unbewusst gesetzten Ursachen. Denn alles Geschehen auf dieser Erde gehorcht dem Prinzip von Ursache und Wirkung. Uns allen ist somit eine unglaubliche Kraft anvertraut, denn wir gestalten durch unser Sosein und unser Tun ständig und auf vielfältige Weise unser Leben und damit die Welt. Zu allen Zeiten gab es Menschen, die dieses Geheimnis der Resonanz kannten, das mittlerweile auch durch die Quantenphysik bestätigt wurde.

Auf uns warten das größte Abenteuer und das wunderbarste Leben, wenn wir in die Bewusstheit kommen und uns selbst als schöpferische Ursache erleben. Dann erkennen wir auch, dass Frieden erst dann beginnen kann, wenn wir die Verantwortung für unser Sein und Tun übernehmen und unseren Egoismus, der uns blind macht für die Bedürfnisse der Schöpfung, überwinden; wenn wir uns befreien aus dem Gefängnis der Gegebenheiten und die Realität nach der inneren Weisheit unseres Herzens zum Wohl aller schaffen, wenn wir wieder lernen, nach innen zu lauschen und uns an unser wahres Wesen erinnern. Dann wird es uns ein Bedürfnis sein, in Harmonie und im Einklang mit der Natur und allen ihren Geschöpfen zu leben und uns entsprechend zu ernähren.

Für mich ist dieses Buch eine bewegende Bereicherung, daher kann ich es von Herzen empfehlen.

Herzlich,
Ihr Kurt Tepperwein

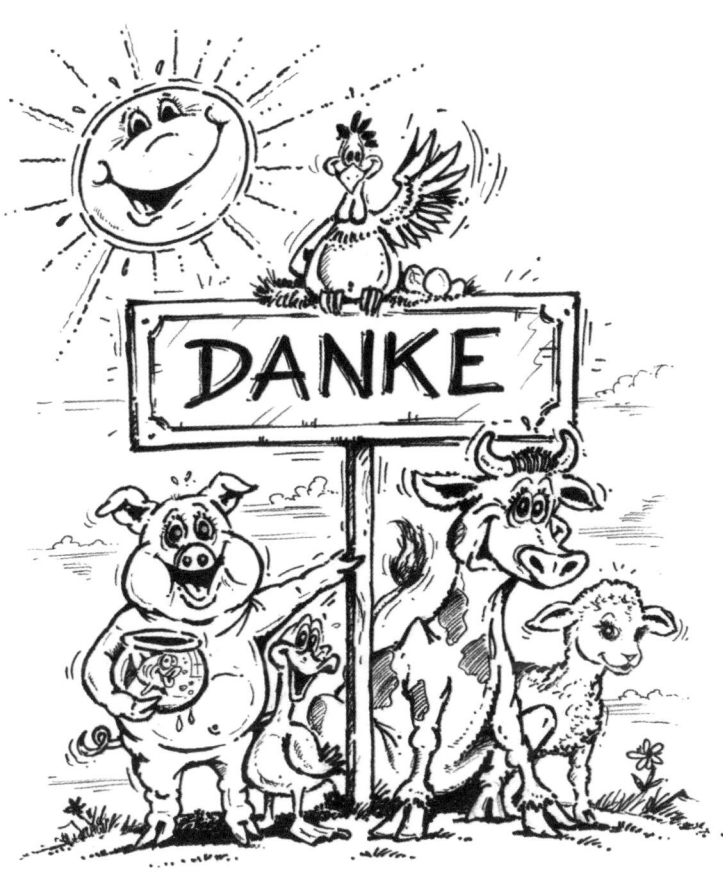

...dass du dieses Buch liest!

Einleitung

*„Sei du selbst die Veränderung,
die du dir wünschst für diese Welt!"*

Mahatma Gandhi, 1869 – 1948, indischer Rechtsanwalt,
Menschen- und Tierrechtler, Pazifist,
Führer der indischen Unabhängigkeitsbewegung

Jeder Mensch trägt den Wunsch nach Frieden in sich, aber wie soll es Frieden geben, wenn wir täglich dem Mord an unseren Mitgeschöpfen, den Tieren, zustimmen und all das damit verbundene Leid mit ihrem Fleisch in uns hineinessen? Wie soll es Frieden geben, wenn wir unsere Umwelt zerstören und unsere Erde mit allen ihren Bewohnern ausbeuten? Wie soll es Frieden geben, wenn in uns Unfrieden herrscht und wir in Unfrieden handeln?

Viele glauben, dass sich Frieden einstellen wird, wenn im Außen alles unter Kontrolle ist und sie ihr Leben ihren Vorstellungen entsprechend zurechtgerückt haben. Die Geschichte der Menschheit zeigt und beweist jedoch, dass dieser Weg des Kontrollierens und Zurechtrückens keinesfalls zu dauerhaftem Frieden führt. Wahrer Frieden ist immer nur in uns selbst zu finden und kann sich erst danach im Außen verwirklichen.

Aber diesen Frieden finden wir nicht in unserem Denken, sondern in unserem Herzen. In Frieden zu sein und zu leben, ist eine Entscheidung, nach innen zu gehen, zu spüren und zu erkennen, dass Frieden immer da ist und nur darauf wartet, entdeckt und gelebt zu werden. Frieden und Liebe sind unsere wahre Natur, unser Wesenskern, sonst würden wir uns nicht so sehr danach sehnen.

Jeder möchte nach Hause. Leben ist eine Einladung, wieder zurückzukehren in unsere vergessene Heimat, den Frieden und die Liebe in unserem Herzen. Sie wissen nicht, wie? Öffnen Sie Ihr Herz und lassen Sie alle Ihre aufgebauten Mauern um sich herum zusammenfallen. Fühlen, sprechen, handeln und leben Sie aus Ihrem Herzen heraus, und Sie werden den Frieden und die Liebe in sich selbst erfahren und sie im Außen, in der Welt, zu einem friedvollen und liebevollen Umgang mit sich selbst, den Menschen, den Tieren, den Pflanzen sowie mit allem, was diese wunderschöne Welt mit Ihnen teilt, manifestieren.

Mögen alle Lebewesen in Frieden sein und miteinander im Einklang mit der Natur leben!

Nina Messinger

Das haben wir schon immer so gemacht!

„Wir brauchen auf dieser Welt dringend ein paar Verrückte,
denn seht nur, wie weit uns die „Normalen"
gebracht haben.
Tiere sind meine Freunde,
und ich esse meine Freunde nicht."

Georg Bernhard Shaw, 1856 – 1950, irischer Nobelpreisträger

Fleisch zu essen gilt in unserer Gesellschaft (noch) als selbstverständlich und normal. Die meisten leben nach ihren anerzogenen Gewohnheiten und Traditionen und tun, was alle tun, ohne darüber nachzudenken, ob es für sie selbst und den Rest der Welt wirklich gut und förderlich ist. Menschen, die Tiere als gleichwertig betrachten und sich aus Liebe zu ihnen rein pflanzlich ernähren, werden oft schief angeschaut oder belächelt und als sentimental oder sogar als verrückt bezeichnet. Alle anderen hingegen, die imstande sind, Leichen von einst fühlenden, extra für sie getöteten Lebewesen zu essen, gelten als normal.

Aber nur, weil etwas schon lange so gemacht wird, muss es nicht unbedingt richtig sein. Früher galt es beispielsweise als normal, Schwarze und Leibeigene als Sklaven zu halten, Juden zu verfolgen, geistig Behinderte und psychisch Kranke ein Leben lang in dunklen Verliesen anzuketten, Kinder brutal zu verprügeln und Frauen alle

Rechte abzusprechen. Heute gelten solche Handlungen als schwerer Verstoß gegen die Menschenrechte. Der Grund liegt darin, dass Leben Evolution und mit einem beständigen Wandel verbunden ist. Entsprechend wandeln und verändern sich auch wir Menschen, und so geschieht es immer wieder, dass Dinge, die gestern noch als richtig empfunden wurden, heute abgelehnt werden.

Meine Absicht ist es, Sie, liebe Leser, zu ermutigen, alte Traditionen, Gewohnheiten und Überzeugungen loszulassen und mit Ihrem Herzen neu zu wählen. Ich möchte mit Ihnen die Erfahrung teilen, wie erfüllend es ist, mit allen Lebewesen und mit der Natur in Frieden und Einklang zu leben. Ferner möchte ich Sie einladen, Ihr Herz zu öffnen für die Liebe – für das Mitgefühl und die Verbundenheit mit allem Leben. Dafür habe ich dieses Buch geschrieben.

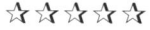

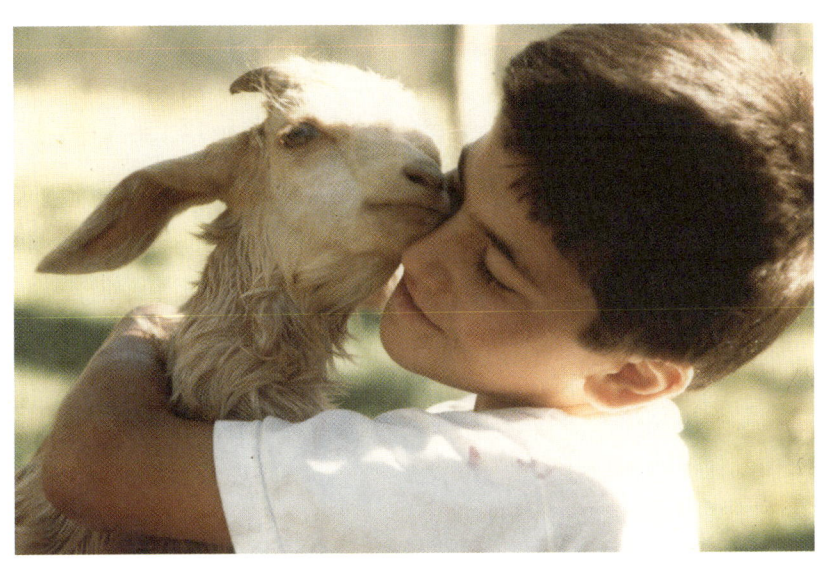

„Es gibt nur eine Aufgabe,
und die besteht darin,
die Liebe zu vermehren."

Leo Tolstoi, 1828 – 1910,
russischer Schriftsteller

Unserer Natur gemäß essen

- Was empfinden Sie beim Anblick einer Mutterkuh, die liebevoll ihr Kälbchen leckt?
- Was fühlen Sie, wenn bei einem gemütlichen Spaziergang ein Rudel Rehe an Ihnen vorbeiläuft?
- Wie geht es Ihnen beim Anblick eines Kaninchens?
- Warum empfinden Menschen Freude beim Füttern von Tieren im Park und machen gerne Urlaub auf einem Bauernhof?
- Warum erwärmen Filme wie Nemo, Schweinchen Babe, König der Löwen, Flipper, Lassie und Hachiko so viele Kinder- und Erwachsenenherzen?
- Warum wünschen sich Kinder einen Freund wie Fuchur in „Die unendliche Geschichte" und möchten wie Nils Holgersson mit den Gänsen fliegen?
- Warum erfüllen uns alle diese Situationen und Vorstellungen mit Freude und Liebe? Warum lassen sie unser Herz weit werden?

Genau diese Empfindungen sind für mich eines der klarsten Argumente dafür, dass wir *keine* Fleischesser sind. Ein überzeugendes Beispiel lieferte uns auch der bekannte amerikanische Ernährungswissenschaftler Paul Bragg (1895 – 1976). Vor Pressekonferenzen pflegte er in eine Metzgerei zu gehen, um ein frisch geschlachtetes Huhn zu kaufen. Wenn er dann vor den versammelten Journalisten stand, hielt er das Huhn hoch und begann von den Lebensbedingungen, denen dieses Tier ausgesetzt war, zu erzählen. Er berichtete von den Antibiotika, dem Arsen und den vielen weiteren gefährlichen Substanzen, die in diesem toten Tierkörper steckten, und erklärte, wie viele der Tiere unter Salmonellose, Tuberkulose oder Krebs leiden würden. Wären wir von Natur aus Fleischesser, so Paul Bragg, würden wir in ein lebendiges Tier beißen und es roh herunterschlingen. Wir würden auch die Eingeweide der Tiere verspeisen, so, wie es fleischfressende Tiere mit ihrer Beute tun. Zum Abschluss schleuderte er die Tierleiche in die Menge und lachte, wenn die entsetzten Zuhörer zur Seite sprangen. Der Ernährungswissenschaftler war nicht überrascht, dass sich niemand das Huhn für das Abendessen mit nach Hause nahm. (1)

Auch Harvey und Marilyn Diamond bezweifeln in ihrem Bestseller *Fit fürs Leben*, dass der Fleischverzehr der menschlichen Natur entspricht. Sie schreiben: „Setzen Sie ein kleines Kind mit einem Hasen und einem Apfel in einen Raum. Wenn das Kind den Hasen isst und mit dem Apfel spielt, dann schenken wir Ihnen einen PKW." Ich bin mir sicher, dass die beiden noch keinen einzigen PKW verschenken mussten, da die Jagd nach und der Mord an Wehrlosen wider unsere Natur sind! Jeder psychisch gesunde Mensch hat eine natürliche Abneigung gegen das Töten. Würden Sie weiterhin Fleisch essen, wenn Sie die Kuh, die, oder das Schwein, das Sie essen, selbst töten müssten? Die meisten von uns haben schon eine Zwiebel zerhackt, eine Tomate gehäutet, einen Salatkopf zerlegt. Aber wie fühlen Sie sich bei der Vorstellung, einem verängstigten, wehrlosen und völlig unschuldigen Lebewesen einen Bolzen durch den Kopf zu schießen (dadurch ist das Tier nicht tot, sondern nur betäubt!), dann seine Kehle durchzuschneiden und das noch immer atmende Tier blutüberströmt kopfüber an einem spitzen Hacken aufzuspießen, ihm den Bauch mit einem scharfen Messer aufzuschlitzen, die Beine und den Kopf abzusägen, die Haut abzuziehen, es in zwei Hälften zu zersägen usw.? Was spüren Sie bei dieser Vorstellung? Regt sie Ihren Appetit an – das viele Blut, die Eingeweide, der süßliche Geruch? Was passiert dabei mit Ihnen? Bereitet es Ihnen Freude und Genuss? Wie reagiert Ihr Herz? Sind Sie noch immer sicher, dass das Fleisch von Tierleichen eine passende Nahrung für Sie ist? Ist es wirklich sinnvoll oder gar notwendig, dass wir Tiere ein Leben lang einsperren, quälen und schließlich töten, nur um einer kleinen Gaumenfreude willen? Wie ist dies ethisch und moralisch zu rechtfertigen? Wenn Tiere sprechen könnten, würden sie uns sagen, dass sie leben wollen, genau wie wir. Und sie würden uns mitteilen, dass sie fühlen wie wir. Nur weil wir Menschen vieles essen können, heißt es noch lange nicht, dass auch alles gesund ist und in Harmonie mit dem Leben steht.

„Werdet wie die Kinder", heißt es in der Bibel. Beobachten Sie einmal, wie Kinder reagieren, wenn sie herausfinden, dass das, was sie essen, einmal lebende Tiere waren. Die meisten wollen dann kein Fleisch mehr essen. Bei mir war es genauso, als ich im Schlachthof meines Großonkels zum ersten Mal den Zusammenhang zwi-

18

schen den lebenden Tieren, die ich so sehr mochte, und meinem Schnitzel begriff.

Was wir bei Kindern ebenso deutlich erkennen können, ist ihre angeborene Abneigung gegen Fleisch. Babys spucken selbst kleingehacktes Fleisch anfangs immer mit sichtlichem Ekel aus, sodass man es gut mit dem übrigen Brei vermischen muss, um sie zu überlisten. Erst mit der Zeit essen Kinder durch Gewöhnung auch Fleisch. Machen Sie einmal den Versuch, einem hungrigen Kind ein Stück blutiges Fleisch und eine Schale mit frischen Früchten, Nüssen und Gemüse zur Auswahl hinzustellen. Sie werden beobachten, dass es eindeutig der pflanzlichen Nahrung den Vorzug gibt und das Fleisch nicht anrührt. Aus welchem Grund? Weil das Pflanzliche die optimale Nahrung für uns ist. Die Erziehung zum Fleischesser ist somit nichts anderes als eine unnatürliche Verbiegung unserer Instinkte, wobei das Kochen und Würzen von Fleisch unseren natürlichen Abneigungsinstinkt überlistet. Das passiert genauso bei den Vegetariern unter den Tieren, beispielsweise bei den Rindern, die der Mensch zu unfreiwilligen Fleischfressern macht, indem er sie mit geschmacklich veränderten Tierkadavern füttert.

Auch unser Körperbau lässt uns klar erkennen, dass wir uns von den fleischfressenden Tieren unterscheiden. Wir sind auch keine Allesfresser, sondern ähneln am ehesten den Pflanzenessern (Fruchtessern).

	Pflanzenesser (Fruchtesser) Mensch	Fleischesser Raubtier
Zähne	Abgeflachte Backenzähne zum Zermahlen der Nahrung, starke Schneidezähne, lückenlose Zahnreihen.	Reißzähne, stark entwickelte Eckzähne, spitze Backenzähne, unentwickelte Schneidezähne.
Speichel	Basischer Speichel; enthält das Enzym Ptyalin zum Aufspalten von Kohlenhydraten. Gut ausgebildete Speicheldrüsen, die notwendig sind, um Getreide und Früchte vorzuverdauen.	Saurer Speichel, kein Enzym Ptyalin, wenig Speicheldrüsen.
Mundform	Keine Schnauze	Schnauze, um leichter in die Eingeweide zu gelangen.
Kiefer	Seitlich beweglich zum Zermahlen der Nahrung.	Nur Auf- und Abwärtsbewegung möglich, zum Reißen und Beißen.
Hände	Plattnägel; perfekt geformte Hände zum Greifen von Früchten, Beeren und Gemüse.	Scharfe Krallen, um die Beute besser erlegen zu können; Pfoten, die nicht greifen können.
Vitamin C	Tägliche Zufuhr über die Nahrung (Früchte) notwendig.	Besitzt die Fähigkeit, Vitamin C selbst zu produzieren.
Magen	Längliche Form, komplizierte Struktur, wenig Salzsäure und Pepsin.	Einfacher runder "Sack": produziert zehnmal mehr Salzsäure und Pepsin als Vegetarier, um zähe Tiermuskeln, Knochen usw. verdauen zu können.
Darm	Lang und verschlungen; große Oberfläche mit zahlreichen Darmzotten, zwölffache Rumpflänge.	Kurz, glatt und keine langen Darmzotten, damit das schnell verwesende Fleisch rasch wieder aus dem Körper gelangen kann; dreifache Rumpflänge.

Harnsäure	Kein Harnsäure abbauendes Enzym (Uricase).	Produziert Harnsäure abbauendes Enzym (Uricase); Fleischesser haben die Fähigkeit, Harnsäure 15-mal leichter auszuscheiden als Pflanzenesser.
Urin	Basisch	Sauer
Blut	Basisch	Sauer
Haut	Millionen Poren, Schweißdrüsen.	Keine Poren, kein Schwitzen durch die Haut.
Gang	Aufrecht, um Früchte von den Bäumen zu pflücken.	Waagerecht für schnelle Fortbewegung auf der Jagd.
Töten	Natürliche Abneigung, zu töten.	Keine Abneigung
Fleisch	Angeborene Abneigung	Keine Abneigung, sondern Gier, vor allem nach rohem Fleisch.

Abschließen möchte ich dieses Kapitel mit den Aussagen vier berühmter Naturforscher.

„Das Beurteilen von Formen, organischen Funktionen, Gewohnheiten und Ernährungsarten zeigt klar, dass die normale Nahrung des Menschen aus Früchten besteht, wie es bei Anthropoiden und Menschenaffen der Fall ist, und dass unsere Eckzähne weniger stark entwickelt sind als ihre. Wir sind nicht dazu bestimmt, uns mit wilden Bestien und fleischfressenden Tieren zu messen."

Charles Darwin, 1809 – 1882, englischer Naturforscher

„Der Mensch kam vor Beil und Feuer, also kann er kein Fleischfresser sein."

Thomas Henry Huxley, 1825 – 1895, englischer Naturforscher, Arzt und Biologe

„Ohne Zweifel ist der Mensch nicht zum fleischfressenden Tier geboren. Alles, was wir zum Essen brauchen, um uns wieder aufzubauen und zufriedenzustellen, ist im Überfluss und unerschöpflich in der Natur vorhanden. Was für ein süßer, gefälliger und unschuldiger Anblick ist ein mit Früchten gedeckter Tisch, und was für ein Unterschied zu einer Mahlzeit, die aus rauchendem, geschlachtetem Tierfleisch zusammengestellt ist. Kurz gesagt: Unsere Obstbäume erfüllen uns jedes denkbare Verlangen, während die Schlachthäuser und Metzgereien voll sind mit geronnenem Blut und abscheulichem Gestank."

John Ray, 1627 – 1705, englischer Naturforscher

„Nach seiner Anatomie zu schließen, ist der Mensch physiologisch nicht dazu vorbereitet worden, Fleisch zu essen. Essbare Früchte und Pflanzen bilden die geeignete Nahrung für den Menschen."

Carl von Linné, 1707 – 1778, schwedischer Naturforscher und Leibarzt des Königs

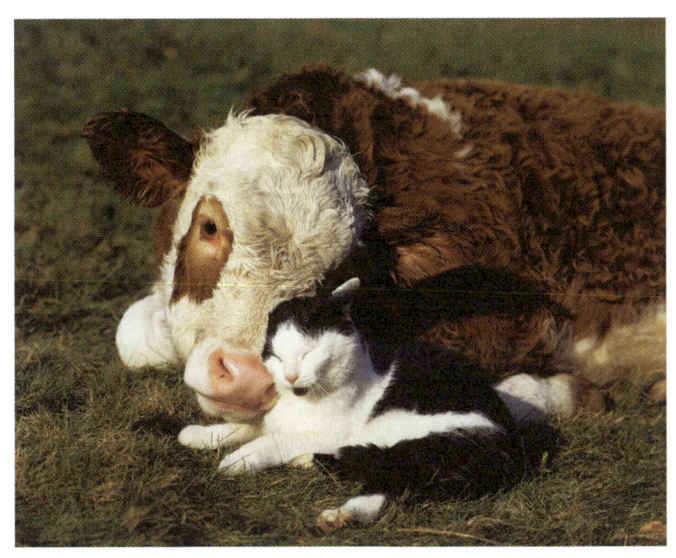

„Wage es, weise zu sein!
Höre auf, Tiere zu töten!"

Horaz, 65 – 8 v. Chr., römischer Dichter

Was ist ein Vegetarier?

„Seid gut zu den Menschen,
zu den Pflanzen und zu den Tieren.
Hetzt weder Mensch noch Tiere,
noch fügt ihnen Leid zu."

Laotse, 604 b– 517 v. Chr., chinesischer Philosoph

Der Begriff Vegetarier hat seinen Ursprung in dem lateinischen Wort „vegetus", das „ganz, gesund, lebendig und frisch" bedeutet. Je nachdem, welche Art von Vegetarismus praktiziert wird, unterscheidet man vier Gruppen von Vegetariern.

1. *Ovo-Lacto-Vegetarier*
   Sie bevorzugen eine pflanzlich basierte Kost und meiden Fleisch und Fleischprodukte, Fisch, Weich- und Schalentiere, Erzeugnisse aus tierischen Schlachtfetten (Rindertalg, Schweineschmalz, Speck) und Gelatine, aber sie essen Eier und Milchprodukte.

2. *Lacto-Vegetarier*
   Sie bevorzugen eine pflanzlich basierte Kost und meiden Fleisch und Fleischprodukte, Fisch, Weich- und Schalentiere, Erzeugnisse aus tierischen Schlachtfetten (Rindertalg, Schweineschmalz, Speck), Gelatine und Eier, aber sie essen Milchprodukte.

3. *Ovo-Vegetarier*

    Sie bevorzugen eine pflanzliche basierte Kost und mei-
    den Fleisch und Fleischprodukte, Fisch, Weich- und
    Schalentiere, Erzeugnisse aus tierischen Schlachtfet-
    ten (Rindertalg, Schweineschmalz, Speck), Gelatine
    und Milchprodukte, aber sie essen Eier.

4. *Veganer*

    Sie ernähren sich ausschließlich von pflanzlicher Kost
    und meiden auch Honig, Leder, Wolle, Seide und Dau-
    nen.

Berühmte Vegetarier

Richard Wagner Komponist	**Dustin Hoffman** Schauspieler	**Jane Goodall** Primatenforscherin
Sokrates Philosoph	**Leonardo da Vinci** Universal-Genie	**Tina Turner** Sängerin
Francois de Voltaire Philosoph, Schriftsteller	**Julia Roberts** Schauspielerin	**Cindy Crawford** Fotomodell, Schauspielerin
Johann Wolfgang von Goethe Dichter	**Mahatma Gandhi** Freiheitskämpfer, Pazifist	**Charles Darwin** Britischer Naturforscher
Michael J. Fox Schauspieler	**Madonna** Sängerin	**Sigmund Freud** Arzt, Tiefenpsychologe
Kaiserin Elisabeth von Österreich	**Friedrich Nietzsche** Philosoph	**Josh Hartnett** Schauspieler
Richard Gere Schauspieler	**Jean-Claude Van Damme** Schauspieler	**Sir Isaac Newton** Begründer der klassischen Physik
Gwyneth Paltrow Schauspielerin	**Albert Einstein** Physiker, Nobelpreis 1921	**Brigitte Bardot** Schauspielerin
Nina Hagen Sängerin	**Franz Kafka** Schriftsteller	**Sandra Bullock** Schauspielerin
Michael Jackson Sänger	**Pythagoras** Philosoph, Mathematiker	**Brad Pitt** Schauspieler
Franz von Assisi Heiliger	**Clint Eastwood** Schauspieler, Regisseur	**Thomas Alva Edison** Erfinder
Bryan Adams Rockmusiker	**Paul McCartney** Gitarrist, Sänger (Beatles)	**Wilhelm Busch** Dichter, Zeichner
Plutarch Philosoph, Schriftsteller	**Seneca** Philosoph	**Woody Harrelson** Schauspieler
Reinhard Mey Liedermacher	**Hieronymus** Heiliger, Kirchenvater	**Kim Basinger** Schauspielerin
Nena Sängerin	**Romain Rolland** Dichter, Nobelpreis 1915	**Drew Barrymore** Schauspielerin

Whitney Houston	Natalie Portman	Max Otto Bruker
Sängerin	Schauspielerin	Arzt, Ernährungsforscher
Rainer Maria Rilke	Mutter Teresa	John Lennon
Dichter	Ordensgründerin, Friedensnobelpreis 1979	Sänger, Gittarist (Beatles)

Das Märchen vom gesunden tierischen Eiweiß

„Wer Sorge hat, bei pflanzlicher Kost
seinen Eiweißbedarf nicht decken zu können,
dem sei gesagt, dass nach heutigem Stand
der Wissenschaft die Frage,
ob der Mensch Tiereiweiß benötigt,
mit einem uneingeschränkten „Nein"
beantwortet werden muss."

Prof. Dr. Lothar Wendt, 1907 – 1989, Frankfurter Mediziner

Viele Menschen glauben, sie müssten tierische Produkte essen, um ihren täglichen Bedarf an hochwertigen Proteinen decken zu können. Dieser Irrglaube von der angeblichen Höherwertigkeit tierischen Eiweißes hat seinen Ursprung im Jahr 1914, als die beiden Wissenschaftler Osborn und Mendel Fütterungsversuche mit unterschiedlichen Eiweißarten an Ratten vornahmen. Man stellte dabei fest, dass die Fütterung mit tierischem Protein (vor allem Ei, aber auch Fleisch und Milchprodukten) zu einem größeren Körpergewicht als bei pflanzlicher Kost führte. Wie es in der damaligen Zeit üblich war, wurde dies als sehr positiv bewertet, und die Wissenschaftler stellten ihre Ergebnisse in eine Tabelle, mit dem Ei als besten Eiweißlieferanten für den Menschen. Fakt ist jedoch, dass der tatsächliche Gesundheitszustand der Tiere damals nicht untersucht wurde.

Diese Versuche wurden später vom Ernährungswissenschaftler Clive McKay an der amerikanischen Cornell Universität wiederholt und weitergeführt. Er stellte fest, dass Ratten, die mit pflanzlichem Eiweiß gefüttert wurden, wesentlich gesünder waren und etwa doppelt so lange lebten als mit tierischem Eiweiß gefütterte Artgenossen. Bei der Fütterung mit tierischem Protein waren vermehrt Fehlbildungen, Totgeburten und Verhaltensstörungen bis hin zum Kannibalismus zu bemerken. Die Beobachtungen von Osborn und Mendel lassen also keineswegs auf die gesundheitliche Hochwertigkeit von tierischem Eiweiß in der Nahrung schließen, und doch galten sie bis heute als Grundlage für alle Wertigkeitstabellen, in denen man das Ei-Eiweiß an erster Stelle vorfindet, gefolgt von anderen tierischen Eiweißarten. (1)

In der renommierten medizinischen Fachzeitschrift *The Lancet* konnte man bereits im Jahre 1959 Folgendes lesen:

„Früher galten pflanzliche Eiweiße als zweitklassig und gegenüber dem erstklassigen tierischen Eiweiß als minderwertig. Diese Unterscheidung wurde allerdings mittlerweile revidiert."

Laut dem Frankfurter Forscher und Mediziner Lothar Wendt (1907 – 1989) begünstigen übermäßige Proteinmengen, die durch eine viel Fleisch enthaltende Kost garantiert sind, Eiweißablagerungen in den Blutgefässen und im Zwischengewebe. Mit elektronenmikroskopischen Fotografien konnte gezeigt werden, wie die übermäßige

Zufuhr von tierischen Proteinen zur Verstopfung der Basalmembranen führt. Basalmembranen sind jene feinen Schichten, durch die der Stoffaustausch zwischen Kapillaren und Zellen erfolgt. Die Zellen werden über den Blutkreislauf mit Nähr- und Vitalstoffen sowie mit Sauerstoff versorgt und geben ihre Stoffwechselendprodukte, insbesondere Kohlendioxid, durch die Basalmembranen der Kapillaren ins Blut ab. Je mehr Eiweiß die Nahrung enthält, desto mehr Eiweiß wird in den Basalmembranen der Kapillargefäße abgelagert. Irgendwann sind die Basalmembranen so verstopft, dass Nährstoffe und Sauerstoff nicht mehr in die Zelle gelangen können. In gleicher Weise wird auch der Abtransport von Stoffwechselendprodukten unterbunden. Bei neugeborenen Babys sind die Basalmembranen im Gegensatz zu den verstopften Membranen eines Menschen, der viel Fleisch isst, noch durchlässig. Durch Fasten und eine eiweißarme vegetarische Ernährung lässt sich die Verstopfung der Basalmembranen und die daraus resultierende zelluläre Mangelversorgung jedoch verhüten und heilen (2).

Der Biochemiker und Ernährungswissenschaftler Colin Campbell leitete über 25 Jahre die bekannte „China-Studie", deren Ergebnisse Anfang 2005 veröffentlicht wurden. Dabei handelt es sich um die weltweit größte jemals durchgeführte Ernährungsstudie. Sie zeigte, dass Krankheiten wie Herz- und Kreislaufversagen, Krebs und Diabetes umso häufiger auftraten, je höher der Anteil des tierischen Eiweißes in der Nahrung war. Dr. Campbell erklärte: „Wir fanden heraus, dass Menschen, die sich zu

100 Prozent rein pflanzlich ernähren, einen bleibenden gesundheitlichen Vorteil davon hatten." (3) Sein Buch *Die China-Studie* wurde zum Bestseller.

Tierisches Eiweiß kann bei übermäßigem Konsum die Ursache für zahlreiche Zivilisationserkrankungen wie Bluthochdruck, Herzinfarkt, Schlaganfall, Arteriosklerose, Gicht, Polyarthritis, Rheuma, Nierenerkrankungen, Osteoporose, Allergien und Hautkrankheiten, wie zum Bespiel Neurodermitis, sein.

Auch die bekannte russische Ärztin, Buchautorin und überzeugte Rohköstlerin Galina Schatalova, die im Jahre 1916 geboren wurde und sich bis heute bester Gesundheit erfreut und noch immer Ernährungsvorträge hält, ist sich gewiss: „Verbannen Sie tierisches Eiweiß vollständig von ihrem Speiseplan. Vollständig und für immer. Vorausgesetzt natürlich, dass Sie gesund sein wollen. Zulässig sind seltene Ausnahmen an Feiertagen." (4)

Wie viel Eiweiß brauchen wir nun?

Die offizielle Empfehlung für den täglichen Eiweißbedarf ist in den letzten Jahrzehnten von 150 g auf etwa 30 g gesunken, da die internationale Forschung gezeigt hat, dass wir nicht so viel Protein benötigen wie früher angenommen, ja, dass ein Zuviel den Nährboden für zahlreiche Krankheiten schafft. Die einzige Eiweißmangelerkrankung, die der Medizin bekannt ist, heißt Kwashiorkor, und diese kommt laut WHO in westlichen Ländern praktisch nicht vor.

Um die täglich empfohlenen 30 g an Proteinen aufzunehmen, müssen wir uns keinesfalls mit Fleisch- und

Milchprodukten vollstopfen. Es ist problemlos möglich und sogar wesentlich gesünder, sie aus dem Pflanzenreich in Form von Hülsenfrüchten, Getreide, Kartoffeln, Blatt- und Wurzelgemüse, frischen Früchten, Nüssen, Keimlingen und Sämereien zu beziehen.

Paavo Airola (1918 – 1983), der zu Lebzeiten zu den weltweit führenden Ernährungsexperten zählte, bestätigte dies: „Es ist praktisch unmöglich, einen Eiweißmangel zu erleiden, wenn Sie genug natürliche, unverarbeitete Lebensmittel essen."

Dass wir Menschen nur für die Aufnahme und Verarbeitung geringer Eiweißmengen geschaffen sind, zeigt auch die Muttermilch, die natürlichste Nahrung für Säuglinge. Ein Säugling muss mit der Nahrung erheblich mehr Eiweiß aufnehmen als ein Erwachsener, da er innerhalb weniger Monate sein Körpergewicht verdoppeln muss. Und dennoch enthält die menschliche Muttermilch lediglich 1,4 – 2,5 Prozent Eiweiß! Die Muttermilch spricht also eindeutig für eine vegetarische Ernährungsform: Gemüse und Früchte haben 1,5 – 2 Prozent, Getreide 5 – 10 Prozent, während Fleisch 15 – 25 Prozent Proteinanteile hat.(5) Den Erwachsenen wird aber ständig suggeriert, sie sollten regelmäßig Fleisch essen, das einen Eiweißanteil von rund 20 Prozent hat, um ihren Eiweißbedarf zu decken. Dass diese Empfehlung heute primär von der Lobby der Fleisch- und Milchindustrie propagiert wird, womöglich nicht der Gesundheit, sondern des eigenen Profits zuliebe, ist nur wenigen bekannt, denn darüber wird nur selten berichtet.

Fazit: Nach dem heutigen Stand der modernen Wissenschaft ist es erwiesen, dass wir unseren Eiweißbedarf optimal mit vegetarischer Kost (inklusive veganer Ernährung) decken können und dies sogar der gesündere Weg ist!

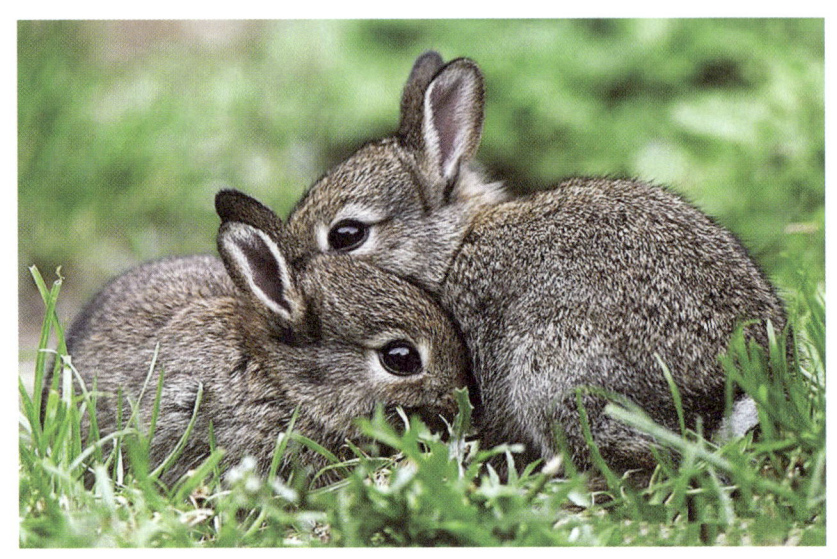

„Ich bin sowohl Vegetarier als auch leidenschaftlicher Anti-Alkoholiker, weil ich so besseren Gebrauch von meinem Gehirn machen kann.“

Thomas Alva Edison,1847 – 1931,
amerikanischer Erfinder

Du bist, was du isst

*„Kann es denn aber etwas Abscheulicheres geben,
als sich beständig von Leichenfleisch zu ernähren?"*

Francois de Voltaire, 1694 – 1778,
französischer Schriftsteller und Philosoph

Wir alle bestehen aus rund 70 Billionen Körperzellen, die sich innerhalb eines Jahres zu 97 Prozent und in nur wenigen Jahren zu 100 Prozent erneuern. Für einen ungestörten Ablauf dieser Zellerneuerung spielt die richtige Ernährung eine entscheidende Rolle. Sie hat die Aufgabe, uns mit dem nötigen Baumaterial für einen gesunden Körper und Geist zu versorgen, und so liefert sie uns Nährstoffe in Form von Kohlenhydraten, Eiweißen, Fetten, Vitaminen, Mineralstoffen, Spurenelementen, Enzymen, Faserstoffen (Ballaststoffen) und sekundären Pflanzenwirkstoffen sowie die in ihr enthaltenen Informationen.

Lange Zeit hat sich die Wissenschaft nur auf die ihr bekannten und mit ihren Methoden nachweisbaren und messbaren festen Stoffe, die Materie, beschränkt und die energetische Versorgung außer Acht gelassen. Nach neueren Forschungserkenntnissen, unter anderem im Bereich der Quantenphysik, wird jedoch die Qualität unserer Nahrungsmittel in hohem Maß auch durch ihren Informationsgehalt bestimmt. Materie ist ja nichts anderes als verdichtete Energie, und Energie ist ein Informationsträger. Das heißt, dass wir mit jedem Bissen Nahrung auch die in ihr enthaltenen Informationen aufnehmen und damit Gesundheit und Wohlbefinden oder Unwohlsein und Krankheit in uns fördern. Diese Erkenntnisse geben der Volksweisheit „Du bist, was du isst" eine tiefgründige Bedeutung.

Worin besteht nun der Unterschied zwischen pflanzlicher und tierischer Kost?

Beginnen wir mit den tierischen Nahrungsmitteln. Es ist bekannt, dass Tiere Emotionen haben. Emotionen sind Informationen, die in jeder Körperzelle gespeichert werden, ebenso wie alle anderen Eindrücke und Erlebnisse, die das Tier von seiner Geburt bis zu seinem Tod erfahren hat. Auch die Qualität der Milch und der Eier ist stark abhängig vom Wohlbefinden der Muttertiere. Die meisten „Nutztiere" erleiden jedoch ein schlimmes Schicksal. In Massen gezüchtet, der Mutter viel zu früh entrissen, entweder einsam oder gemeinsam mit viel zu vielen Artgenossen eingepfercht, meist künstlich befruchtet, die eigenen Kinder an den Menschen verloren, selten oder nie im Tageslicht, ohne die Möglichkeit, sich artgerecht zu bewegen und zu ernähren, mit Schmerzen in den Gelenken und Beinen durch das unnatürlich angemästete Gewicht – ein freudloser Alltag voller Hoffnungslosigkeit, Depression, Schmerz und Angst. Eines Tages geht dann die Stall- oder Käfigtür auf, und das Tier wird, oft unter Anwendung brutaler Gewalt, in winzige Käfige oder auf Lastwagen getrieben und meist über weite Strecken zum Schlachthof transportiert. Die ganze Zeit über ist das Tier voller Angst, Panik, Verzweiflung und häufig Schmerzen, die beispielsweise von Verletzungen herrühren, die während des Verladens oder beim Transport entstanden sind. Dadurch werden im Körper reichlich Stresshormone ausgeschüttet, die ebenfalls im Gewebe gespeichert werden.

Alle diese Emotionen und Erlebnisse, die das Tier im Laufe seines Lebens erfahren hat, nimmt der Mensch dann mit jedem Bissen Fleisch in sich auf, wodurch seine Gesundheit, seine Stimmung, sein Verhalten und sein Bewusstsein nachweislich beeinflusst werden.

Wir quälen also nicht nur diese armen Geschöpfe, sondern durch die negative Energie, die wir dadurch erzeugen, ebenso uns selbst. Und über diesen Weg nehmen wir auch dann Schaden an unserer Seele, wenn wir das hinter schalldichten Mauern von uns abgeschirmte Leid nicht direkt sehen und hören können. Wen wundert es dann noch, dass die Menschheit immer kränker, depressiver, aggressiver und ängstlicher wird?

Der Fleischkonsum hat aber nicht nur direkt, sondern auch indirekt eine große Auswirkung auf unser Leben. Dazu die Klinische- und Gesundheitspsychologin Dr. Astrid Ana'Tatjana Kaplan: *Fleischessen untergräbt unser Mitgefühl. Es widerspricht der wichtigsten und einfachsten moralischen, der goldenen Regel:*

„Was du nicht willst, das man dir tu, das füg auch keinem andern zu."

Wir selbst wollen auch nicht gequält und getötet werden, aber wir lassen andere es für uns tun. Wenn wir Fleisch essen, das wir irgendwo appetitlich verpackt und leblos kaufen, üben wir passiv Gewalt aus, da wir hierfür meist andere für uns haben töten lassen. Wir sind in diesem Fall die anonymen Dienstgeber der Auftragskiller. Dass dies auf unsere gesamte Psyche und damit auf unser allgemeines Verhalten und unser menschliches Zusammenleben negative Auswirkungen hat, dürfte einleuchten. Menschen, die kein wirkliches Mitgefühl haben, sind eine Gefahr für ihre Umwelt und sich selbst. Wirkliches Mitgefühl schließt alle Menschen aller Rassen und alle Tiere mit ein. Wenn wir Frieden wollen, müssen wir selbst auf Frieden eingestimmt sein und friedlich leben."

Dieses durch die neuste Forschung bestätigte Wissen um die Auswirkungen des Fleischkonsums ist so alt wie das Denkvermögen der Menschheit. Nicht nur berühmte Philosophen der Antike wie Sokrates, Plato, Plutarch oder Phythagoras, sondern auch viele Heilige und spirituelle Meister unterschiedlicher alter Kulturen propagierten den Fleischverzicht – einerseits als Ausdruck des Mitgefühls und der allumfassenden Liebe, andererseits, um inneren Frieden, Harmonie und Selbsterkenntnis zu erlangen.

Der griechische Philosoph und Mathematiker Pythagoras (570 v. Chr. – 510 v. Chr.) lehrte: „Reichtum spendet die Erde verschwenderisch; friedsame Nahrung. Sie gewährt euch Gerichte, die frei sind von Mord und Blut." Und der heilige Basilius, Kirchenvater und Erzbischof von Cäsarea (329 – 379), verkündete: „Der Leib, der mit Fleischspeisen beschwert wird, wird von Krankheiten heimgesucht; eine mäßige Lebensweise macht ihn gesünder und stärker und schneidet dem Übel die Wurzel ab. Die Dünste der Fleischspeisen verdunkeln das Licht des Geistes. Man kann schwerlich die Tugend lieben, wenn man sich an Fleischgerichten und Festmahlen erfreut."

Tierische Produkte enthalten, wie bereits gesagt, zudem einen der Gesundheit des Menschen abträglichen, zu hohen Anteil an Eiweißen und oft auch an Fetten. Pflanzliche Nahrungsmittel hingegen versorgen uns optimal mit allem, was wir für ein gesundes, vitales Leben brauchen: mit komplexen Kohlenhydraten, hochwertigem Eiweiß, gesunden, essentiellen Fettsäuren, Faserstoffen (Ballaststoffen) für einen gesunden Darm, sekundären Pflanzenwirkstoffen für ein starkes Immunsystem, Vitaminen, Mineralstoffen, Spurenelementen und Enzymen.

Auch der Informationsgehalt pflanzlicher Speisen unterscheidet sich deutlich von dem der tierischen Nahrung: Da Pflanzen kein Ego haben, leben sie in jedem Augenblick im völligen Einklang mit der Natur und sind somit Ausdruck der vollkommenen Lebensordnung und Harmonie. Außerdem finden in Pflanzen auch nach ihrer Ernte noch Lebensprozesse statt. Diese erkennt man beispielsweise daran, dass sie die Fähigkeit haben, nachzureifen beziehungsweise zu keimen. Pflanzen sind somit „lebendige" Nahrung, und Leben führt immer zu Leben. Im Fleisch eines toten Tieres finden keine Lebens-, sondern nur noch Verwesungsprozesse statt.

Früchte, Getreide und viele Gemüsearten werden ferner erst dann geerntet, wenn sie auch von Natur aus sterben würden. So fällt der Apfel ohne menschliches Zutun vom Baum, wenn er reif ist. Der Verzehr von Pflanzen steht somit im absoluten Einklang mit den Naturgesetzen.

Aus der Biophotonenforschung wissen wir heute, dass frische, natürlich belassene pflanzliche Nahrungsmittel neben hochwertigen Nährstoffen auch einen hohen Grad an Lichtenergie enthalten, die uns mit Lebensenergie versorgt und somit unsere Gesundheit wesentlich stärkt. Durch Stoffwechselprozesse wird diese Lichtenergie in uns freigesetzt und von unseren Körperzellen aufgenommen. Laut dem Biophysiker Fritz-Albert Popp ist dieses Licht nicht nur ein Energiespender für uns, sondern auch ein wichtiger Ordnungsfaktor, der dafür sorgt, dass alle Prozesse in unserem Organismus harmonisch und synchron ablaufen. Vor allem die Rohkost ist daher besonders wertvoll für uns, denn je mehr Licht in einem Lebensmittel zunächst aufgenommen und dann wieder abgegeben wird, desto mehr Leben ist darin enthalten und desto mehr Leben kann es schaffen, ernähren, erhalten und heilen. (1)

Konservierte, genmanipulierte, behandelte, erhitzte und tierische Nahrungsmittel enthalten kaum noch Lichtenergie. Sie sind energetisch gesehen tot und können uns somit nicht mit Leben versorgen. Für die „Popp Lichtkost" werden daher vor allem naturbelassene Früchte, Wildkräuter, Nüsse, Gemüse und Salate empfohlen.

Schon Rudolf Steiner (1861 – 1925), der Begründer der Anthroposophie, war der Auffassung, dass unser Nervensystem optimal funktioniert, wenn wir uns von pflanzlicher Nahrung ernähren. Er vertrat die Ansicht, dass vegetarische Kost eine direkte Übertragung des in den

Pflanzen gespeicherten Sonnenlichts bieten, und dies unser inneres Licht zum Leuchten bringen würde. (2)

Auch der amerikanische Arzt, Biochemiker, Psychiater und Familientherapeut Gabriel Cousens ist davon überzeugt, dass frische, lebendige Lebensmittel über das höchste und wohlstrukturierteste Energiepotenzial verfügen und vegetarische Kost nicht nur unsere Gesundheit, sondern auch unsere innere Harmonie und spirituelle Entwicklung fördert.

Es macht also einen großen Unterschied, ob wir das in unserem Darm weiter verwesende Fleisch, die Eier oder die Milch von geschundenen, unglücklichen, mit Medikamenten vollgepumpten und oft kranken Tieren essen, oder ob wir lebendige, natürliche Pflanzenkost zu uns nehmen, denn alles, was wir uns durch unsere Nahrung zuführen, wird letztendlich Teil von uns. Wir sollten unsere Lebensmittel daher bewusst und weise wählen, um uns ein Leben in Harmonie und vollkommener Gesundheit zu schaffen und zu erhalten.

Nachstehend ein ausführliches Interview mit dem renommierten Ernährungswissenschaftler Christian Opitz.

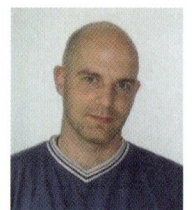

Christian Opitz wurde 1970 in Berlin geboren. Mit einem IQ von 196 zählt er zu den außergewöhnlichsten Menschen unserer Zeit. Seit seinem sechsten Lebensjahr beschäftigte er sich intensiv mit Naturwissenschaften, vor allem Biologie und Atomphysik. Zunehmende Gesundheitsprobleme, auf die die Medizin keine Antwort hatte, veranlassten ihn, sich mit dreizehn Jahren auch der Naturheilkunde und Ernährungswissenschaft zuzuwenden. In den folgenden sieben Jahren entwickelte Christian Opitz bahnbrechende Konzepte zum Verständnis von Gesundheit und Heilung. 1989 begann er durch Vorträge, Seminare und Bücher seine Erforschungen, Erfindungen und sein Wissen mit anderen Menschen zu teilen. Seitdem gibt er unzählige Vorträge und Seminare im In-und Ausland. www.humansun.com

„Was ist dran an dem bekannten Spruch „Du bist, was du isst"?"

„In der heutigen Zeit der Wissenschaft jenseits von Newton und Lavoisier entdecken wir wieder, dass Materie der Träger und die Ausdrucksform immaterieller Energien und Informationen ist. Nach der Rubbia Konstante kommen auf ein Materieteilchen eine Milliarde Photonen oder Licht–Energieteilchen. Eine Reduktion der Betrachtungsweise unserer Nahrung auf Nährstoffe, Kalorien usw. könnte man durchaus als eine Einschränkung der Sicht auf ein Milliardenstel dessen, was wir zu uns nehmen, bezeichnen.

Nahrung hat von den Grundbedürfnissen für unser Überleben einen ganz besonderen Charakter. Atemluft steht uns nach der Geburt zur Verfügung. Schlaf ist etwas, das unser Körper irgendwann einfordert und geschehen lässt. Nahrung aber bekommen wir in einem Kontext, der zutiefst unsere Gefühle anspricht. Die erste

Nahrung des Menschen ist die sogenannte uterine Milch, eine Nährflüssigkeit, die kurz nach der Zeugung von der Zygote aufgenommen wird. Die Ernährung, der emotionale Zustand der Mutter und möglicherweise weitere Faktoren, die ihr Leben beeinflussen, prägen diese Nährlösung. Später, nachdem wir im Uterus implantiert sind, nehmen wir durch die Nabelschnur Nahrung zu uns, aber auch am Leben der Mutter teil. Diese Beziehung zur Nabelschnur ist so tiefgreifend, dass die pränatale Psychotherapie ihr viel Aufmerksamkeit widmet. Die Nabelschnur symbolisiert Leben, die Bereitschaft der Mutter, ihr Kind zu nähren, und Sicherheit. Wenn die Mutter sich in starkem emotionalen Stress befindet oder toxische Substanzen zu sich nimmt, kann sie aber auch bedrohlich werden. Es gibt Aufnahmen von Babys im Mutterleib, die mit ihren kleinen Händen die Nabelschnur zudrücken, um das Eindringen toxischer Substanzen in ihren Körper zu verhindern. Bereits diese frühen, vorgeburtlichen Phasen prägen uns dahingehend, dass Nahrung mehr als nur unseren Körper beeinflusst. Dies setzt sich natürlich mit dem Stillen nach der Geburt fort. Die Natur hat es so eingerichtet, dass eine Mutter beim Stillen eine neurologische Aktivierung durchläuft, die sie besonders empfänglich für die Gefühle des Babys macht.

Die Kombination physischer und seelischer Nahrung ist also bereits in den Anfängen menschlichen Lebens ganz natürlich angelegt.

Nahrung verbindet uns mit dem Energiefeld ihres Ursprungs. Ich habe viele Male gehört, wie Menschen nach der Einnahme von ursprünglichen Kräutern von der Region der Erde träumten, aus der diese Kräuter stammten. Von Mahatma Gandhi heißt es, dass er während eines Gefängnisaufenthalts eines Tages urplötzlich Gedanken hatte, zu morden. Er war zutiefst verwirrt, bis er schließlich herausfand, dass an diesem Tag das Essen von einem gerade verurteilten Mörder zubereitet worden war. Was und wie wir essen – dies sind immens wirksame Faktoren in der permanenten Neugestaltung unseres Körpers. Es wird geschätzt, dass annähernd 100 Prozent der Atome unseres Körpers innerhalb von drei Jahren mindestens einmal ausgetauscht werden. Die ständige Erneuerung unserer Zellen ist ebenfalls bemerkenswert. Keine Zelle deines Auges ist älter als zwei Tage. Und woher kommen die Atome, die wir in neue Körpersubstanz umsetzen? Mit großem Abstand ist Nahrung hier die wichtigste Quelle. Daher kann ich dem Spruch „Du bist, was du isst" auf alle Fälle zustimmen."

„Möchten Sie auch etwas zur Wichtigkeit unserer Nahrung sagen?"

„Nahrung ist ein wesentlicher Faktor, der unsere Art zu leben bestimmt. Außer der körperlichen Gesundheit ist die Wahl unserer Nahrung sowohl Ausdruck wie auch prägender Faktor für unser Innenleben. Was und wie wir essen drückt aus, wie wir mit dem Thema der Versorgung für uns selbst umgehen. Wer seelenloses, in Fabriken hergestelltes Fastfood zu sich nimmt, macht damit eine Aussage über den Wert, den er/sie sich zugesteht. Wer natürliche Produkte vorzieht, die nicht nur einen kurzen schrillen Reiz auf die Geschmacksnerven ausüben, sondern wirklich tiefen Genuss ermöglichen, sagt damit etwas über den eigenen Wert aus. Spirituelle Lehren enthalten fast immer Empfehlungen zu einer maßvollen Nahrungsaufnahme und frischen, naturbelassenen Nahrungsmitteln. Selbst Ramana Maharshi, dessen Lehren immer auf die direkte Möglichkeit der Erleuchtung hinwiesen und damit viele Zwischenstufen spiritueller Praktiken und Lebensregeln übersprangen, sagte, dass eine sattvische (reine, maßvolle, aus frischen vegetarischen Speisen bestehende) Ernährung die wichtigste Unterstützung eines Wegs der Erleuchtung sei.

Eine wichtige Frage, die sich in diesem Zusammenhang stellt, ist die nach dem Ausmaß an Aufmerksamkeit, die unsere Ernährung bekommen sollte. Generell wird im Mainstream der Bevölkerung die Ernährung immer noch maßgeblich durch die Werbung der Nahrungsmittelindustrie bestimmt, was natürlich eine tiefe Unbewusstheit ausdrückt. Wenn Menschen wirklich erkennen, wie tiefgreifend die Auswirkungen der Ernährung sind und von den Heilwirkungen zum Beispiel von Rohkost oder anderen speziellen Ernährungsweisen erfahren, kann es leicht geschehen, dass nun ein gegenteiliges Extrem einsetzt. Wichtig ist daher, darauf zu achten, dass eine natürliche Ernährung irgendwann ein Selbstläufer wird, die sich spontan durch ein gutes Körpergefühl von alleine gestaltet, ohne exzessiv daran zu denken. In der Praxis erlebe ich sehr häufig, dass aus der Ernährung quasi eine Religion wird und das eigene Selbstwertgefühl stark damit verknüpft ist, wie konsequent man eine als ideal angesehen Ernährungsweise befolgt. Dies kann man durchaus als Essverhaltensstörung bezeichnen, und es ist ein Zeichen für eine innere Spaltung von Kopf und Körpergefühl. Wir sind eben sehr viel mehr als das, was wir essen, und eine natürliche Ernährung sollte den Weg freimachen, dieses „Mehr" zu erleben. Dr. Bircher–Benner, der große Schweizer Pionier der Ernährungsmedizin, drückte es sehr treffend aus:

„Ernährung ist nicht das Höchste im Leben, aber sie ist der Nährboden, auf dem das Höchste gedeihen oder verderben kann." "

„Sind Ihrer Ansicht nach Fleisch, Fleischprodukte und Fisch notwendige Bestandteile einer gesunden Ernährung?"

„Nein, für ein gesundes Körper-Geist-System sind diese tierischen Produkte weder für Kinder noch für Erwachsene notwendig."

„Unsere Nahrung versorgt uns mit Nährstoffen und der entsprechenden Information. Was sind für Sie die entscheidenden Unterschiede zwischen einer Ernährung mit Fleisch und Fleischprodukten und einer vegetarischen Kost?"

46

„Zunächst einmal halte ich es für sehr wichtig, den Zustand unserer modernen Zivilisation bei dieser Frage zu betrachten. Befürworter einer fleischreichen Ernährung weisen gerne auf gesunde Jägerkulturen hin, wie die Kalahari Buschmenschen oder die Shipibo-Indianer. Doch wir leben nicht mehr mit den Rhythmen der Erde, einer Besiedlungsdichte, die eine Versorgung mit Fleisch von wilden, gesunden Tieren möglich macht. Naturvölker sind Teil eines Ökosystems und achten die Tiere, die sie jagen. Diese Tiere leben ein natürliches, würdevolles Leben und sind eben auch Nahrung für andere Tiere oder Menschen. Sie bewegen sich frei in der Natur, essen nur wilde, gesunde Nahrung und formen ihre natürlichen sozialen Bindungen. Dies hat sehr wenig mit der modernen Massentierhaltung zu tun, die angesichts unserer Bevölkerungsdichte in westlichen Ländern die einzige Möglichkeit für eine Versorgung mit Fleisch darstellt. In Deutschland leben 250 Menschen pro Quadratkilometer Fläche, Jagd in freier Wildbahn wäre hier unmöglich als Versorgungsquelle mit Fleisch. Rein physiologisch betrachtet, hat das Fleisch aus dem Supermarkt mit dem gesunder, wildlebender Tiere etwa so viel gemein wie eine Flasche Ketchup mit frischen Tomaten aus dem eigenen Garten.

Nun gibt es natürlich viele Bestrebungen in Richtung der artgerechten Tierhaltung. In einem gewissen Ausmaß ist dies aber ein Widerspruch in sich. Tiere zu halten, um sie kommerziell zu verwerten, ist nicht natürlich im ursprünglichen Sinn, und so ist die artgerechte oder biologische Tierhaltung ein Kompromiss, wesentlich besser sicherlich als die würdelose Massentierhaltung, aber oft noch weit von einem wirklich artgerechten Leben entfernt. Mit der Milchviehhaltung könnte man Tiere weitestgehend artgerecht halten, wie ich es bei manchen Bergbauern oder auch bei religiösen Gemeinschaften in Indien gesehen habe. Aber wenn Tiere wegen ihres Fleischs zur kommerziellen Nutzung gezüchtet werden, entsteht notwendigerweise ein erhebliches Stresslevel für die Tiere. Schweine und Kühe sind sehr intelligente, soziale Wesen, die nicht dafür gemacht sind, dass sie selbst und ihr Nachwuchs nur zu dem Zweck leben, als Nahrung verwertet zu werden. Dies ist eben der große Unterschied zwischen der Tierhaltung der überbevölkerten zivilisierten Menschheit und dem Leben von Wildtieren, die ein würdevolles, artgerechtes Leben führen. Nun könnte man sicher anführen, dass auch der Anbau von Pflanzennahrung nicht komplett natürlich ist, und das stimmt auch. Doch die ganzheitlichen Strömungen der Landwirtschaft, von der Biodynamik zu Permakultur, der Nutzung effektiver Mikroorganismen, den vedischen landwirtschaftlichen Praktiken, dem alten europäischen Klosterwissen über Gemüseanbau oder Nature Farming,– viele Ansätze ermöglichen es, Pflanzennahrung so hochwertig und natürlich anzubauen, dass eine hohe Qualität leichter zu erreichen ist als bei der Erzeugung von Fleisch. Was die Information oder Energie der Nahrung betrifft, ist das artgerechte Leben eines Lebewesens sicherlich wesentlich dafür, dass, wenn es zur Nahrung für uns wird, wir wirklich genährt werden. Dies ist jedoch mit Pflanzennahrung wesentlich leichter zu erreichen."

„Gibt es noch weitere Unterschiede zwischen tierischer und pflanzlicher Nahrung?"

„Ein genereller energetischer Unterscheid zwischen Fleisch und Pflanzennahrung ist, dass ein Tierkörper als Ganzes lebt und stirbt. Wir können von unseren Zimmerpflanzen Ableger machen, und aus diesen kann eine neue Pflanze wachsen, aber mit einem Tierbein wird das nicht funktionieren. Frische rohe Pflanzennahrung befindet sich immer noch in einem aktiven Lebensstoffwechsel. Tierische Nahrung, selbst roh, ist in einem Zersetzungsprozess begriffen. Wenn wir lebensspendende Energie zu uns nehmen wollen, ist Pflanzennahrung geeignet, und Fleisch eben nicht.

Im Bereich von Vitalstoffen und Nährstoffen schneidet Fleisch an sich nicht so schlecht ab. Protein, Eisen, Zink, Vitamin B12 sind einige Substanzen, die durch Fleisch in hochwertiger Form geliefert werden, vor allem, wenn es roh gegessen wird. Völker mit fleischreicher Kost essen ihr Fleisch meistens roh, wie die Massai, Eskimo oder bis vor etwa 300 Jahren auch die nordamerikanischen Indianer, die erst anfingen, Fleisch zu erhitzen, als sie von den Weißen von ihren Jagdgründen verdrängt wurden. Das Problem bei Fleisch, auch in roher Form, ist die Belastung des Körpers bei dauerhaftem Verzehr, wenn man nicht sehr intensive körperliche Bewegung hat. So bekommen Menschen durch ihren Fleischkonsum auf Dauer erhebliche Probleme mit zu viel Histamin. Purine, die zur Harnsäurebildung führen, und auch Phosphate belasten ihren

Körper ebenfalls. Diese nachteiligen Wirkungen gelten vor allem für zivilisierte Menschen mit einer sitzenden Lebensweise. Eine Stunde Sport am Abend ist nicht das Gleiche, wie körperlich intensiv zu arbeiten. Davon abgesehen isst kaum jemand rohes Fleisch. In gekochter Form ist Fleisch sehr stark belastend, weil gekochtes tierisches Eiweiß ein Nährboden für Fäulnisbakterien im Darm ist und im Stoffwechsel zu kaum abbaubaren Restsubstanzen führt, die Lymphe und Kapillaren verstopfen. Ich habe von vielen Menschen gehört, dass sie nach ihrer Umstellung auf vegetarische Ernährung von jahrelang wiederkehrenden Albträumen befreit waren. Die Situation unseres Darms wirkt sich erheblich auf die Qualität unseres Schlafs und der Träume aus. Pflanzennahrung, die gut ausgewählt ist, belastet den Körper keinesfalls wie Fleisch."

„Wie sieht es mit Fisch aus?"

„Bei Seefisch stellt die immense Umweltbelastung der Meere ein Gesundheitsrisiko dar. Man hat im Wasser mancher Fischgründe im Atlantik bis zu 18.000 mikroskopisch kleiner Plastikteilchen pro Kubikmeter Wasser gefunden und eine entsprechende Ansammlung von Plastik in den Fischen, die dort leben und gefangen werden. Die Quecksilberbelastung von größeren Raubfischen ist ein bekanntes Problem. Die viel gerühmten Fischölkapseln werden so hergestellt, dass zunächst das Fischleberöl chemisch dekontaminiert wird, ähnlich wie Sondermüll.

Mit Pflanzennahrung sind wir wesentlich besser vor toxischen Belastungen geschützt als mit Fleisch und Fisch. Im Bereich der Pflanzennahrung ist der biologische Anbau ein sehr guter Schutz vor toxischen Belastungen, bei Fleisch können manche natürlichen Inhaltsstoffe wie Histamin den Stoffwechsel krankhaft verändern. Dies gilt zwar auch für einige pflanzliche Nahrungsmittel, wie zum Beispiel manche Sojaprodukte, aber generell ist die Pflanzennahrung für uns Menschen die „saubere", gesündere und natürlichere Lösung. Dies entspricht ja auch schon dem menschlichen Ästhetikempfinden. Ich glaube nicht, dass ein halbwegs sensitiver Mensch seine kleinen Kinder auf einen Ausflug zu einem Schlachthof mitnehmen würde. Mit Kindern Beeren zu pflücken oder ein Gemüsebeet anzulegen, liegt wohl wesentlich näher."

„Hat unsere Ernährung auch Auswirkungen auf unser Gehirn und unser Bewusstsein?"

„Ja, und diese Auswirkungen werden immer noch unterschätzt. Zunächst einmal können wir uns eine Einteilung des Gehirns in drei Hauptareale und die dazugehörigen Bewusstseinszustände vergegenwärtigen. Diese Einteilung ist seit Jahrzehnten in der Neuropsychologie akzeptiert und unterteilt das Gehirn in Reptiliengehirn, limbisches System und Neokortex. Das Reptiliengehirn wird so genannt, weil man diesen Level an Gehirnentwicklung bei allen Reptilien findet. Es ist im Wesentlichen mit körperlichen Überlebensfunktionen beschäftigt. Neben vegetativen Nervenfunktionen steuert es auch primitive Kampf- und Fluchtmechanismen in Reaktion auf Situationen im Leben. Wenn wir uns das Leben von Reptilien betrachten, sehen wir, dass es sich weitestgehend um das körperliche Überleben dreht. Reptilien spielen nicht, was Säugetiere sehr wohl tun. Sie gehen auch keine sozialen Bindungen ein, es gibt keine Herden, Rudel oder Bindungen zwischen Eltern und Nachwuchs. Leben aus Sicht des Reptiliengehirns ist die Aufgabe, zu überleben. Natürlich brauchen wir diese Funktion auch als Menschen, doch im menschlichen Gehirn gibt es eine starke Tendenz zu Überaktivität im Reptiliengehirn und auch im limbischen System.

Bereits um 1950 hat Dr. Hans Selye (1907 – 1982) nachgewiesen, dass die Reptiliengehirnaktivität fast aller Menschen sich permanent auf einem Level bewegt, das nur in akut lebensbedrohlichen Situationen sinnvoll wäre. Dr. Selye hat übrigens auf der Basis dieser Entdeckung den Begriff Stress in Medizin und Psychologie eingeführt. Wir Menschen sind ja sehr anpassungsfähig, und so können wir uns an ein völlig überzogenes Level von Stress im Reptiliengehirn gewöhnen, dass wir es gar nicht unmittelbar wahrnehmen. Aber die Funktion des Gehirns ist dadurch erheblich eingeschränkt. In Belastungssituationen angemessen und lösungsorientiert zu reagieren, spielerisch und entspannt gute Leistungen zu bringen, Kreativität, emotionale Ausgeglichenheit und Wohlbefinden ohne äußeren Grund, Kritik von anderen entgegennehmen zu können, ohne mit emotionalen Abwehrmustern zu reagieren, optimale Selbstheilungskräfte des Körpers – das alles sind nur einige Beispiele von neurologischen Potenzialen, die uns nur eingeschränkt zu Verfügung stehen, wenn wir mit einem überaktiven Reptiliengehirn leben.

Die Entwicklung unseres Bewusstseins zu mehr innerer Freiheit, Mitgefühl und Verbundenheit mit allem korreliert direkt mit einer Entspannung der Überaktivität des Reptiliengehirns und des limbischen Systems. Die Überlebensmuster des limbischen Systems sind nicht so primitiv wie die des Reptiliengehirns, aber auch in diesem Gehirnareal führt Überaktivität zur Verengung der Wahrnehmung von Problemen. Depression wird von manchen Neurologen als eine Entzündung des limbischen Systems bezeichnet.

Eine wichtige Voraussetzung für die Befreiung aus übertriebenen Überlebensmustern des Gehirns ist, das Leben in der praktischen Realität von echten Bedrohungen zu befreien. In vielen spirituellen Lehren wird daher die Erfüllung der Basisbedürfnisse des Lebens als wichtige Voraussetzung angesehen, um auf dem Weg innerer Befreiung wirklich in die Tiefe zu gelangen.“

„Und welchen konkreten Einfluss hat hierbei unsere Ernährung?“

„Wenn wir nun eine Art der Ernährung haben, die uns zwar sättigt, aber nicht die wirklichen biologischen Bedürfnisse des Körpers erfüllt, registriert das unser Gehirn natürlich als Bedrohung. Eine sehr unmittelbare Auswirkung einer Mangelernährung ist die Unzufriedenheit mit Nahrung beziehungsweise der ständige Hunger, den viele

Menschen als normal ansehen. Man hat sich den Bauch vollgeschlagen, aber jetzt ist da noch die Lust auf ein Dessert, dann auf einen Kaffee, und in zwei Stunden könnte man schon wieder essen. Besonders stark verarbeitete Nahrungsmittel, Junkfood, führen dazu, dass Menschen permanent zu viel essen, weil sie eine gesunde, zelluläre Sättigung, die einem gedeckten Bedürfnis des Körpers entspringt, gar nicht kennen. So ist es natürlich schwer für unser Gehirn, sich aus einer verengten Wahrnehmung vom Überlebenskampf zu lösen, denn die Gesundheit und langfristig das Leben selbst sind bei denaturierter Nahrung in Gefahr."

„Gibt es noch weitere Auswirkungen von der Art und Weise, wie wir uns ernähren?"

„Ja, ein weiterer wichtiger Aspekt der Auswirkung von Nahrung ist die intrinsische Wirkung von Nahrungsmitteln an sich. Fleisch hat definitiv die Tendenz, Aggressionen zu fördern. Es gibt eine interessante Aussage von Rickson Gracie, einem der erfolgreichsten Kampfsportler in Mixed Martial Arts, einer äußerst brutalen Form des Kampfsports. Rickson Gracie hat in über 400 Kämpfen nie verloren. Er stammt aus einer sehr gesundheits- und ernährungsbewussten Familie. In einem Interview gegen Ende seiner aktiven Karriere wurde er über seine Ernährungsgewohnheiten befragt. Er sagte, dass er ein paar Mal im Monat Rindfleisch zu sich nähme, um die notwendige Aggression für diese Kämpfe zu haben. Er sagte auch, dass er nach seiner Karriere sofort aufhören würde, Fleisch zu essen, weil ihm die negativen Auswirkungen sehr wohl bewusst seien.

Ich habe als Ernährungsberater einen ähnlich Fall mit einem Zehnkämpfer erlebt, der zu den Besten der Welt gehörte. Er wurde Vegetarier und war nun viel gesünder, die zwei bis drei Erkältungen pro Winter blieben aus, er war weniger verletzt und fühlte sich emotional ausgeglichener und wohler. Aber er merkte auch, dass eine gewisse Aggression, mit der er sich bis dahin im Wettkampf zu Höchstleistungen motiviert hatte, nicht mehr vorhanden war. Schließlich beendete er seine aktive Karriere, weil er erkannte, dass er in einem gewissen Ausmaß Aggression gegen sich selbst, gegen seinen eigenen Körper verwendet hatte, um ein erfolgreicher Leistungssportler zu sein. Dieses Beispiel zeigt auf, wie verschiedene Ernährungsformen unterschiedliche innere Haltungen zum Leben fördern. Aggression und Leistungsorientierung sind ja an sich nichts Schlechtes, wir können aber auch sehen, dass in unserer patriarchalen Kultur seit langer Zeit diese Qualitäten übermäßig betont werden. Fleisch zu essen fördert Aggression und einen auf ein Ziel ausgerichteten Tunnelblick, der sich um die Folgen des Handelns nicht kümmert. Das mag für Jäger wichtig sein, die ihren Stamm von der Jagdbeute ernähren. In unserer zivilisierten Welt wird sich aber ein Übermaß dieser Art der Aggression auf Kosten des harmonischen Gesamtgefüges auswirken. Patriarchale Kulturen und das dazugehörige Bewusstsein betonen den Kampf, die Konkurrenz, den kurzfristigen Erfolg, die Dominanz, die Nutzung von Ressourcen ohne Rücksicht auf langfristige Folgen. Es ist wohl unschwer zu erkennen, dass die Einseitigkeit einer solchen Lebenshaltung unsere Gesellschaft an den Rand des sozialen, wirtschaftlichen und ökologischen Kollaps gebracht hat.

In der heutigen Zeit ist die Auswirkung einer vegetarischen Ernährung auf das Bewusstsein sicherlich besonders wertvoll. Vegetarische Ernährung kann eine hilfreiche Unterstützung dabei sein, eine Art von Kraft in sich zu finden, die sich nicht in Kampf und Dominanz äußert, sondern in Integration und sanfter Stärke. Mahatma Gandhi war sicherlich ein enorm starker Mensch, dessen Stärke das Gleichgewicht zwischen Yin und Yang, weiblicher Rezeptivität und männlicher Kraft, hatte. Er war überzeugt davon, dass eine vegetarische Ernährung ein Schlüssel für die Entwicklung einer solchen gewaltlosen Stärke war. Mit aggressiver Kraft zu agieren, ist sicherlich oft verführerisch und verspricht schnellere Resultate. Die sanftere Kraft verspricht als Resultat eher langfristige Harmonie, Ausgewogenheit, anstelle Dominanz über andere. Diese Art von Kraft wird heutzutage dringend gebraucht. Eine vegetarische Ernährung alleine wird sie nicht zugänglich machen, kann aber eine wertvolle Hilfe dabei sein, eine Stärke in sich zu finden, die zusammenführt, anstatt zu zerstören."

„Möchten Sie zum Einfluss unserer Nahrung noch etwas sagen?"

„Es ist ebenfalls von Bedeutung, in welcher inneren Haltung wir uns mit Ernährung beschäftigen. Bei allen Vorzügen, die man zum Beispiel für vegetarische Ernährung, Rohkost oder eine andere Form der naturbelassenen Ernährung finden kann, ist jede Art von moralischer Überheblichkeit fehl am Platz. Vollständige Akzeptanz aller Menschen mit ihren Ernährungsweisen, egal, wie „falsch" sie uns erscheinen mögen, ist die Basis dafür, dass unsere eigene Ernährung nicht zu einer kultischen Praxis verkommt.

Mit Liebe Essen zuzubereiten und entspannt zu essen sind weitere wesentliche Aspekte einer Ernährung, die sich unterstützend auf Gehirn und Bewusstsein auswirkt. Hierzu gibt es eine interessante Erkenntnis: Langsam zu essen und gründlich zu kauen ist ja bekanntlich sowohl für die Verdauung, als auch für emotionale Ausgeglichenheit sehr wichtig, während hastiges Essen Stressmuster noch weiter verstärkt. Das ist so gut wie unmöglich mit extrem denaturierter Nahrung. Wer versucht, bei Pommes Frites oder einem Hamburger einen Bissen 100 bis 150mal zu kauen, wird merken, wie der angenehme Geschmack nach wenigen Sekunden schwindet und das Zeug irgendwann fürchterlich schmeckt. Wenn man dagegen natürliche Nahrung lange kaut, wird sie sich im Geschmack noch mehr entfalten. Die Reaktion unseres Gaumens auf Nahrung zeigt schon auf, was unser Körper von ihr hält, vorausgesetzt, wir kauen lange genug. Bei aller Bedeutung der Frage danach, was wir essen, sollten wir auch das „Wie" beachten. Ernährung als Lebensaspekt, der unser Gehirn und Bewusstsein in einer harmonischen Entwicklung unterstützt, sollte eine entspannte, sinnliche und besinnliche Angelegenheit sein."

„Seit wann und warum Sind Sie Vegetarier?"

„Ich bin 1988, im Alter von 18 Jahren, zur vegetarischen Ernährung gekommen. Ich war damals im Tierschutz engagiert, und als ich erfuhr, dass es die Möglichkeit gibt, sich vegetarisch zu ernähren, ohne Mangel zu erleiden, war der Schritt dahin völlig logisch, und ich verschlang alles an Literatur, was ich zu diesem Thema finden konnte. Die Verbundenheit mit den Tieren war und ist der wesentliche Grund für mich, vegetarisch zu leben. In Indien habe ich Gegenden besucht, in denen Kühe besser behandelt werden als viele Menschen, und so sehe ich heute die vegetarische Ethik vereinbar mit einer respektvollen Art der Tierhaltung, die ich unterstütze, indem ich bei entsprechenden Bauern beispielsweise Rohmilch oder Rohmilchbutter einkaufe. Die Förderung von Kleinbauern und eine Abkehr von der industriellen Landwirtschaft ist für mich ebenso wichtig wie das vegetarische Leben, denn ich habe mit eigenen Augen gesehen, wie sehr der übermäßig kommerzielle Anbau von Sojabohnen oder Reis die Umwelt und die Tierwelt zerstören kann.

Letzten Endes ist die vegetarische Lebensweise für mich auch ein Ausdruck dessen, dass Verzicht manchmal sehr bereichernd sein kann. Auch wenn Ernährung längst nicht alles im Leben ist, kann ich doch sagen, dass die vegetarische Ernährung mich zu einem glücklicheren Menschen gemacht hat."

„Gibt es noch etwas Wichtiges, das Sie den Lesern mitteilen möchten?"

„Ja, ich möchte gerne allen, die sich für eine vegetarische und somit gesunde Lebensweise entscheiden, dazu einladen, ihr Mitgefühl auch auf den Metzger, den Schlachthofbesitzer und alle Menschen auszudehnen, deren Herz für unsere Mitgeschöpfe verschlossen ist. Als John Robbins sein aufsehenerregendes Buch „Diet for a new America" publizierte (Im Deutschen „Ernährung für ein neues Jahrtausend"), gelang ihm etwas wirklich Außergewöhnliches. Mehrere Besitzer großer Tierfarmen lasen das Buch, verkauften ihre Farmen, wurden Vegetarier und begannen, sich für einen ethischen Umgang mit Tieren aktiv einzusetzen. Einer von ihnen war Howard Lyman, Rinderfarmer der vierten Generation. Ich traf Howard einmal vor vielen Jahren und fragte ihn, warum er durch dieses Buch, das die Missstände der Massentierhaltung schonungslos aufdeckt, so verwandelt werden konnte. Sein Antwort war: „Weil ich fühlen konnte, dass John nicht nur Mitgefühl mit den Tieren hat, sondern auch mit jemandem wie mir. Ich habe mich durch das Buch nie verurteilt gefühlt." Für mich persönlich war dies eine wichtige Aufforderung, mir meine eigene moralische Überheblichkeit einmal genau anzuschauen, denn damals hatte ich sicher nicht ein unbegrenztes Mitgefühl mit Menschen, die aus meiner Sicht das Falsche taten. Mir wurde klar, dass man die Handlungen eines Menschen ablehnen und gleichzeitig die Person vollkommen annehmen kann. Das ist für mich die hohe Stufe des Vegetarismus und der Lebensphilosophie der Gewaltlosigkeit."

„Danke für das Gespräch!"

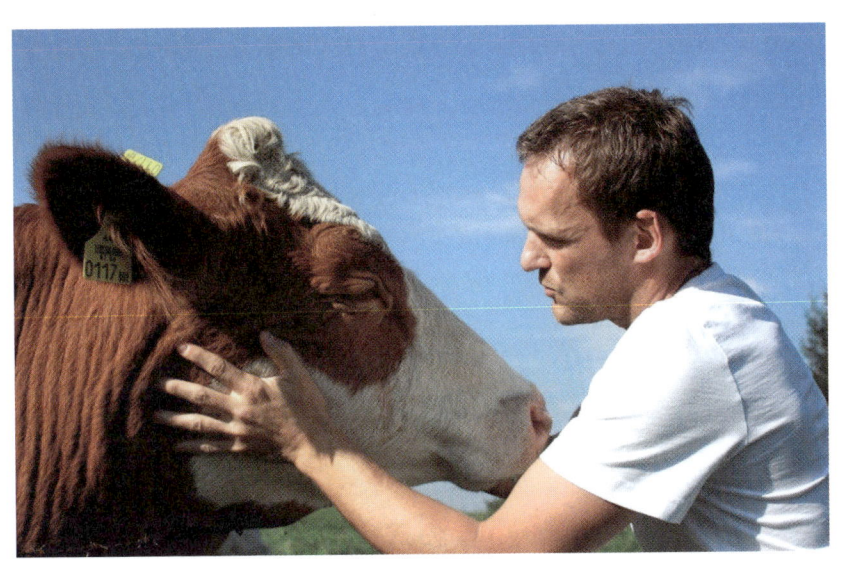

„Die Welt ist kein Machtwerk,
und die Tiere sind kein Fabrikat
zu unserem Gebrauchen.
Nicht Erbarmen, sondern Gerechtigkeit
ist man den Tieren schuldig.“

Arthur Schopenhauer, 1788 – 1860,
deutscher Philosoph und Autor

Gründe für eine fleischlose Ernährung
Gesundheitliche Aspekte

„Fleisch ist ein Genussmittel und für den Großteil der heutigen Zivilisationskrankheiten wie Krebs, Gicht, Osteoporose, Herz-Kreislauf-Erkrankungen, Diabetes usw. mitverantwortlich!"

Dr. med. Hans-Günter Kugler,
Sprecher der Ärztegesellschaft zur Förderung der vegetarischen Ernährung

Von der Fleischindustrie wird uns suggeriert, Fleisch sei gesund und ein Stück Lebenskraft. Aber genauso wenig wie Red Bull uns Flügel verleiht, schenkt uns Fleisch Gesundheit und Lebenskraft. Es gibt mittlerweile zahlreiche Ärzte und Ernährungswissenschaftler, die unabhängig voneinander bestätigen, dass es keinen einzigen Grund für uns gibt, Fleisch zu essen, wohl aber zahlreiche Gründe, warum wir unserer Gesundheit zuliebe darauf verzichten sollten.

Bereits 1961 schrieb das amerikanische Ärztejournal: „90 bis 97 Prozent der Herzkrankheiten könnten durch eine fleischlose Kost vermieden werden." (1)

Ein in der Neuen Zürcher Zeitung vom 23.7.1986 erschienener Artikel über die wissenschaftliche Vergleichsstudie zwischen Vegetariern und Fleischessern vom Berliner Institut für Sozialmedizin und Epidemiologie stellte im Bezug auf Anfälligkeit für Tumore und Krebskrankheiten Folgendes fest: „Der zu 80 Prozent durch Fehlernährung bedingte Dickdarmkrebs kommt bei Vegetariern sehr selten vor. Weitere positive Befunde bei Vegetariern sind niedrige Werte beim Kreatinin und bei der Harnsäure; Gicht kommt bei Vegetariern nachgewiesenermaßen seltener vor als bei Fleischessern. Dasselbe gilt für Erkrankungen der Niere."

Der amerikanische Wissenschaftler Walter Willet, der die bisher umfassendste medizinische Studie über die Ursachen von Darmkrebs leitete, sagte nach Abschluss seiner Untersuchungen: „Wenn man die Daten betrachtet, ist der optimale Anteil an Fleisch in der Ernähung null." (2)

Das Deutsche Krebsforschungs-Zentrum in Heidelberg, das 21 Jahre lang, von 1978 bis 1999, das Leben von 1904 Vegetariern beobachtete, kam zu dem Ergebnis, dass Vegetarier länger leben und überdurchschnittlich gesund sind.

Auch der bekannte, langjährige Arzt und Ernährungsforscher Max Otto Bruker (1909 – 2001) versicherte, der Genuss von Fleisch und der tierischen Produkte Milch und Ei sei unnötig, falls die übrige vegetabile Kost vollwertig sei. Er erklärte: „Die große Zahl der Kranken, die nach Übergang auf eine vollwertige vegetarische Kost Heilung oder eine Besserung ihrer Krankheitserscheinungen erzielten, die sie mit der üblichen Zivilisationskost nicht erreichten, ist ein beredtes Zeugnis dafür, dass Fleischverzehr nicht nötig ist. Es darf wohl angenommen werden, dass eine Nahrung, die Heilung zu bringen vermag, auch in gesunden Tagen von Vorteil und für die Verhütung von Krankheit geeignet sein wird." (3)

Im Jahre 2003 veröffentlichten die Amerikanische Gesellschaft für Ernährung (ADA) und der Verband der kanadischen Ernährungswissenschaftler (DC) ein gemeinsames Positionspapier zu den gesundheitlichen Vorteilen der vegetarischen Ernährung und setzten damit einen großartigen Meilenstein. In diesen Verbänden sind die renommiertesten Ernährungswissenschaftler der USA und Kanadas zu finden. Allein die ADA hat etwa 70.000 Mitglieder und ist somit die weltweit größte Organisation professioneller Nahrungs- und Ernährungsexperten. In diesem Positionspapier heißt es unter anderem:

„Gut geplante vegane und andere Formen der vegetarischen Ernährung sind für alle Phasen des Lebenszyklus geeignet, einschließlich Schwangerschaft, Stillzeit, Kindheit und Pubertät. Vegetarische Ernährungsformen bieten eine Reihe von Vorteilen."

Und weiter heißt es dort: „Es ist die Position der Amerikanischen Gesellschaft für Ernährung (ADA) und des Verbandes kanadischer Ernährungswissenschaftler (DC), dass eine vernünftig geplante vegetarische Kostform gesundheitsfördernd und dem Nährstoffbedarf angemessen ist, sowie einen gesundheitlichen Nutzen für die Prävention (Vorbeugung) und Behandlung bestimmter Erkrankungen hat."

„Es liegt in der Verantwortung von Ernährungswissenschaftlern, Interessierte bei der Aufnahme einer vegetarischen Ernährungsform zu unterstützen und zu ermutigen." (4)

Auch das amerikanische Ärztekomitee für verantwortungsbewusste Medizin (The Physicians Committee for Responsible Medicine) empfiehlt eine vegetarische Kost. Dr. med. Neal Barnard, Vorsitzender dieses Komitees, ist sich gewiss: „Wenn Rindfleisch echte Nahrung für echte Kerle ist, wie die Werbung behauptet, dann sollten Sie besser nahe an einem echten Krankenhaus wohnen."

Der anerkannte deutsche Ernährungswissenschaftler Claus Leitzmann bestätigt ebenso:

„Die Erkenntnisse der Wissenschaft, inklusive unserer eigenen Untersuchungen, zeigen, dass eine ausgewogene vegetarische Kost gegenüber der üblich praktizierten Mischkost erhebliche Vorteile bietet. Fast alle medizinischen Indikatoren liegen günstiger. Vegane Ernährung ist ausreichend, wenn eine vielseitige pflanzenbasierte Kost verzehrt wird. Definitiv besser ist sie aus ethischer, moralischer und ökologischer Sicht. Aus gesundheitlicher Sicht sollten vegane Ernährungsformen langfristig nur von Menschen praktiziert werden, die über gute Ernährungskenntnisse verfügen und sich der möglichen Problempunkte bewusst sind, was ja auch überwiegend, aber nicht immer der Fall ist. Es sind die schlecht beratenen Personen, die für den teilweise schlechten Ruf der Veganer verantwortlich sind, da sie meistens mit ihren Kindern beim Arzt wegen Mangelerscheinungen vorstellig werden. Die Medien stürzen sich auf diese seltenen Fälle, aber ignorieren den Normalfall, nämlich dass täglich Tausende von Fleischessern an ernährungsbedingten Krankheiten sterben." (5)

2009 hat die Amerikanische Gesellschaft für Ernährung (ADA) ein überarbeitetes Positionspapier zur vegetarischen Ernährung publiziert und ihre Empfehlung für diese Ernährungsform bekräftigt:

„Die American Dietetic Association ist der Ansicht, dass eine gut geplante vegetarische Ernährungsform, einschließlich komplett vegetarischer oder veganer Ernährungsformen, gesund und ernährungsphysiologisch bedarfsgerecht ist, und gesundheitliche Vorteile in der Prävention und der Behandlung bestimmter Krankheiten bietet. Eine gut geplante vegetarische Ernährungsform ist für Menschen aller Altersstufen geeignet, eingeschlossen Schwangere, Stillende, Kleinkinder, Kinder, Heranwachsende und Sportler."

„Vegetarier neigen zu einem niedrigeren BMI (Body Mass Index) und zeigen eine allgemein niedrigere Rate an Krebserkrankungen. Vegetarische Ernährungsformen haben die Tendenz, weniger gesättigte Fettsäuren und Cholesterin, dafür aber mehr Ballaststoffe, Magnesium, Kalium, Vitamin C, Vitamin E, Folsäure, Carotinoide, Flavonoide und andere sekundäre Pflanzenstoffe zu enthalten. Diese Nährstoffunterschiede könnten die gesundheitlichen Vorteile für diejenigen darstellen, die eine abwechslungsreiche und ausgewogene vegetarische Ernährungsform verfolgen."

Auch wenn wir uns die Ernährungsgewohnheiten der langlebigsten Völker der Erde ansehen, wird der gesundheitliche Wert einer fleischlosen Ernährung offenbar. Bekannte Beispiele hierfür sind der Hunza Stamm im Nordwesten des Himalajas, das ostindische Todavolk sowie verschiedene Völker Südindiens, die russischen Kaukasier, die Yucatan Indianer, die Tarahumara Indios im Nordwesten Mexikos oder die ländliche Bevölkerung Bulgariens, die sich entweder vollständig vegetarisch ernähren oder nur sehr selten Fleisch verzehren.

Die Vorurteile, dass Vegetarier blasse, schwache und kränkliche Bohnenstangen sind, verlieren somit endgültig an Glaubwürdigkeit.

Interessant ist auch an dieser Stelle zu erwähnen, dass bei Volksstämmen wie den Eskimos und Kirgisen, die fast ausschließlich von Fleisch und Fisch leben, die Menschen sehr schnell altern und früh sterben.

Wissenswertes

- Fleisch enthält keinen Nährstoff, der nicht auch in pflanzlicher Nahrung enthalten ist. Alle wichtigen Aminosäuren, Eisen und Vitamin B12 findet man genauso in pflanzlicher Nahrung.
- Im Fleisch gibt es nur 52 Prozent Substanzen, die vom menschlichen Organismus verwertet werden können, während es in der pflanzlichen Nahrung 94 Prozent sind. (6)
- Fleisch enthält keine sekundären Pflanzenwirkstoffe, die für unser Immunsystem wichtig, und auch keinerlei Faserstoffe (Ballaststoffe), die für eine gut funktionierende Darmtätigkeit notwendig sind.

- In der Naturheilkunde gilt ein ausgeglichener Säure-Basen-Haushalt als Grundlage wirklicher Gesundheit bis ins hohe Alter. Fleisch wirkt sich jedoch sehr ungünstig darauf aus, weil beim Abbau von tierischem Eiweiß viele Säuren in unserem Körper entstehen, die unsere Nieren belasten und Krankheiten wie Entzündungen, Rheuma, Knorpelschäden, Darmerkrankungen, Krebs usw. fördern. Auch unsere Knochen werden angegriffen, und das darin enthaltene Calcium wird zur Säureneutralisierung herausgelöst. Die Folgen sind erhöhte Anfälligkeit für Knochenbrüche und Osteoporose.

- Fleisch ist mit Abstand das Nahrungsmittel mit der höchsten Pestizidbelastung. Es enthält durchschnittlich 14-mal höhere Pestizidrückstände als pflanzliche Lebensmittel. (7). Der Grund liegt einerseits darin, dass Mastfutter oft billig aus Entwicklungsländern importiert wird, die Pestizide verwenden, die in Deutschland und Ö schon längst verboten sind, unter anderem DDT. Andererseits benötigt man je nach Tierart 7 bis 16 kg Futterpflanzen je Kilogramm Fleisch. Somit nehmen Fleischesser ein Vielfaches mehr an Pflanzengiften auf als Vegetarier.

- Der Konsum von mit Maststoffen vollgepumptem Fleisch fördert bei Kindern einerseits Fettleibigkeit, andererseits ist ein viel zu rasch zum Wachstum hochgepeitschter Körper überfordert und somit krankheitsanfällig. Laut Aussagen der russischen Ärztin Galina Schatalova hat die beschleunigte Entwicklung der

Kinder durch den Fleischverzehr auch zur Folge, dass Jugendliche früher geschlechtsreif werden, sodass sie zu einem Zeitpunkt Kinder bekommen können, in dem das Gefühl der Verantwortung für diese noch vollständig fehlt. (8)

- Fleischprodukte werden oft mit künstlichen Substanzen wie beispielsweise chemischen Konservierungsmitteln behandelt, damit die üblen Gerüche des oftmals tage- oder wochenalten Tierfleisches nicht dem Käufer den Appetit verderben. Zum Teil wird auch synthetischer roter Farbstoff verwendet, weil die Farbe des ausgebluteten Fleisches in vielen Fällen gelblich oder grau-grünlich ist. (9) Als sehr problematisch gelten die Nitrate und Nitrite in Fleisch- und Wurstwaren, die zur Konservierung und zur Vorbeugung unschöner Farbveränderungen eingesetzt werden.

- Die sehr grausamen, unhygienischen und naturfremden Haltungsformen der Massentierhaltung machen den Einsatz von Medikamenten notwendig, damit die Tiere die Zeit bis zum Tag ihrer Schlachtung überleben. Interessant ist, dass in Europa fast die Hälfte der Antibiotika-Produktion in den Tierställen landet. Mittlerweile ist nachgewiesen, dass dies zu einer Antibiotika-Resistenz beim Menschen führt. (10) Es werden den Tieren aber nicht nur Medikamente gegen Krankheiten verabreicht, sondern auch Hormone, Wachstumsförderer, Psychopharmaka und Schmerzmittel, die der Fleischesser dann über die Nahrung mit aufnimmt.

- Kein Tier möchte freiwillig sterben, und so bedeutet der Schlachtungsvorgang für das Tier Panik und Todesangst. Da in den Schlachthäusern im Akkord gearbeitet wird, werden viele Tiere nicht ordnungsgemäß betäubt und müssen qualvoll miterleben, wie sie aufgeschlitzt und verarbeitet werden. Dies alles führt zur Ausschüttung von natürlichen Angst- und Stresshormonen, die sich im Körper des Tieres ablagern und der Mensch mit dem Fleischverzehr aufnimmt.
- Fleisch ist im Vergleich zu pflanzlicher Nahrung tot und energielos. Getreidekörner können bei guter Lagerung auch nach vielen Jahren noch keimen, Früchte können nachreifen, eben weil in Pflanzen Lebensprozesse stattfinden. Beim Fleisch ist dies nicht mehr der Fall, oder haben Sie schon einmal ein Kalbsschnitzel nachwachsen sehen?
- Auch die aufwändige Bearbeitung von Fleisch stimmt nachdenklich: *Raubtiere* bevorzugen vor allem die frischen und rohen Innereien, doch für die menschliche Ernährung wird das relativ wertlose Muskelfleisch verwendet, das frisch sehr zäh und ungenießbar ist. Deshalb wird das Fleisch über Tage bei 1 bis 2 Grad Celsius aufgehängt, damit es mürbe wird. Es wird aus dem Grund mürbe, weil der Verwesungsprozess (Fäulnis- und Abbauprozess) beginnt, der die Leichenstarre löst. Mahlzeit!

Kurz gesagt: Das Fleisch auf unserem Teller ist nichts anderes als ein Stück verwesende Tierleiche, gemixt mit verschiedensten Säuren, Pestiziden, Medikamenten, Hormonen, künstlichen Stoffen und der Todesangst des Tieres selbst. Dass dies nicht gesund sein kann, liegt auf der Hand.

Zum Nachdenken: Wussten Sie, dass

▶ das Krebspotenzial der Hühner in der heutigen Massentierhaltung laut Dr. Virginia Livingston-Wheeler, eine Krebsexpertin Amerikas, auf fast 100 Prozent geschätzt wird? Viele der für den menschlichen Verzehr gedachten Hühner haben bereits Krebstumore, die teilweise sogar deutlich sichtbar sind. Aufgrund der schnellen Fließbandverarbeitungstechnik werden die meisten dieser Tiere nicht aussortiert und landen so auf unserem Teller; (11)

▶ das Risiko, an einem Herzinfarkt zu sterben, für den fleischessenden Durchschnittsbürger 50 Prozent beträgt? Bei Vegetariern dagegen beträgt das Risiko des frühzeitigen Herztods nur 15 Prozent. Veganer, die auf jegliche tierische Nahrung verzichten, weisen eine Herzinfarkttodesquote von nur 4 Prozent auf; (12)

▶ Frauen, die Fleisch täglich essen, ein 3,8-mal höheres Brustkrebsrisiko haben als Frauen, die einmal pro Woche oder seltener Fleisch essen? Auch der Verzehr von Eiern in größeren Mengen erhöht das Brustkrebsrisiko; (13)

▶ überall auf der Welt, wo die Menschen wenig tierisches Eiweiß essen, weder Arthritis noch andere rheumatische Krankheiten auftreten, auch wenn diese Menschen bis ins hohe Alter hart arbeiten? (14).

- ▶ vegetarisch lebende Frauen im Alter von 65 Jahren fünfmal weniger Knochensubstanzverlust als Fleisch essende Gleichaltrige haben? (15)
- ▶ Vegetarier im Durchschnitt besser mit allen lebensnotwendigen Vitaminen, Folsäure, Mineralstoffen und Spurenelementen versorgt sind als Mischköstler? (16)
- ▶ häufiger Fleischkonsum das Risiko verdoppelt, an Bauchspeicheldrüsenkrebs zu erkranken? (17)
- ▶ Produkte tierischer Herkunft große Mengen an Arachidonsäure enthalten, die im Körper entzündungsfördernd wirkt? (18)
- ▶ bei Fleischessern ein stark überhöhter Blutdruck 13-mal häufiger vorkommt als bei Vegetariern? (19)
- ▶ der Fleischkonsum das Risiko erhöht, an Magenkrebs, Prostatakrebs, Brustkrebs, Nierenkrebs oder Darmkrebs zu erkranken? (20)
- ▶ die Therapie von Leiden, die Folgen des Verzehrs von Fleisch sind, genauso viel wie die Behandlung von Leiden, die mit dem Rauchen in Zusammenhang gebracht werden? (21)
- ▶ das Risiko, an Alzheimer zu erkranken, für Fleischesser mehr als doppelt so groß ist wie für Vegetarier? (22)

Leider werden diese Tatsachen weitgehend verschwiegen oder geleugnet, und Fleisch wird weiterhin stark in den Medien beworben und von der EU mit riesigen Subventionen gefördert (beispielsweise betragen die jährlichen EU Subventionen allein für Rinder über 2,5 Milliarden Euro! Großbetriebe mit Massentierhaltung und Monokulturen erhalten mehr als 300.000 Euro pro Jahr, während klein-bäuerliche Betriebe mit weniger als 12.000 Euro pro Jahr bezuschusst werden). Aus welchem Grund? Weil nicht die Gesundheit des Einzelnen zählt, sondern die Gier nach Profit und Macht an erster Stelle steht. Deshalb ist es not-wendig, hinter die Fassade zu schauen, Selbstverantwor-tung zu übernehmen und dem Körper-Geist-System auf allen Ebenen das zu geben, was es wirklich braucht. Was die Ernährung betrifft, ist hierfür die vitalstoffreiche vegeta-rische Vollwertkost am empfehlenswertesten, weil sie uns alle Bausteine in fester wie energetischer Form für ein ge-sundes und vitales Leben liefert.

Um Ihnen den Weg zu einer gesunden Ernährung zu erleichtern, nachstehend einige wertvolle Ernährungs-empfehlungen.

1) **Meiden oder reduzieren Sie so weit wie möglich tote, denaturierte und chemisch hergestellte Nah-rungsmittel.**
Um gesund zu bleiben, ist es natürlich nicht ausrei-chend, nur auf Fleisch und Fleischprodukte zu ver-zichten, sondern alle Ernährungsgewohnheiten zu verändern, die unsere Gesundheit belasten und uns Energie nehmen. Hierzu zählen auch Fastfood, Fer-tiggerichte, Dosennahrung, alle Fabrikzuckerarten und

Produkte daraus, synthetisch hergestellte Süßstoffe, Auszugsmehle und Produkte daraus, geschälter Reis, Kunstfette, genetisch manipulierte Nahrungsmittel, im Mikrowellenherd erwärmte Speisen und alle weiteren behandelten und denaturierten Produkte.

2) Essen Sie viele frische, reife, lebendige Lebensmittel.

Dazu gehören beispielsweise frisches Obst, Gemüse, Salate, Sprösslinge, Keimlinge, Kräuter, Nüsse und kaltgepresste Öle. Rohe, ungekochte Lebensmittel stellen eine besonders wertvolle Nahrung für uns dar, haben den höchsten Nährstoffgehalt und versorgen uns optimal mit positiver, ordnender Information. Daher sollte man täglich mindestens ein Drittel seiner Nahrung in Form von Rohkost zu sich nehmen. Das Erhitzen zerstört die verdauungsfördernden Enzyme, die sekundären Pflanzenwirkstoffe, viele Vitamine, das Licht in unserer Nahrung und denaturiert das Eiweiß, sodass die Eiweißqualität wesentlich geschädigt und vermindert wird.

Dass Rohkost, die auch häufig als Frischkost bezeichnet wird, eine optimale Ernährungsform für uns darstellt, bewies auch Dr. Norman W. Walker, der mit Rohkost und frischen Säften 116 Jahre alt wurde. Mit 113 Jahren schrieb er sein letztes Buch über Ernährung. Auch für den weltbekannten Arzt Bircher-Benner galt die Rohkosternährung als Basistherapie in der von ihm gegründeten Klinik, weil sie den Heilungsprozess bei allen Krankheiten fördert. Er sagte: „In dem Frischgemüse birgt sich eine viel zu wenig bekannte, erstaunliche Heilkraft gegen ein ganzes Heer der verbreitesten Krankheiten. Mit rohen Früchten zusammen bilden die Rohgemüse die einzig dastehende Heilnahrung." Der bekannte Ernährungsforscher Paavo Airola empfahl ebenfalls zur Behandlung von Krankheiten eine 100prozentige Rohkosternährung und als Dauerernährung zur Gesunderhaltung einen Rohkostanteil von mindestens 80 Prozent. Prof. Dr. Hans Eppinger, Leiter der 1. Medizinischen Universitäts-Klinik in Wien, hat zusammen mit Dr. Kaunitz intensive Forschungen zur Erprobung und Erklärung der Rohkost-Heilwirkungen durchgeführt und ist dabei zu folgendem Ergebnis gelangt: „Die Rohkostbehandlung erscheint bei vielen Erkrankungen als logisch; die vielen therapeutischen Erfolge, die wir damit erreichen, können als Bestätigung unserer Vorstellung (von ihrer Wirkungsweise) gewertet werde. Nachteilige Folgen, das muss einmal ausdrücklich betont werden, haben wir nie gesehen." (23) Die russische Ärztin, Wissenschaftlerin und ehemalige Ernährungsbetreuerin der sowjetischen Kosmonauten, Galina Schatalova, die selbst seit den 60er- Jahren begeisterte Rohköstlerin ist, bestätigt ebenso, dass der Mensch ausschließlich pflanzliche Nahrungsmittel zur Gesunderhaltung benötigt. Mit ihrer eiweiß- und kalorienarmen Ernährungsform hat sie vielen schwerstkranken Menschen zur Heilung verholfen.

Rohkost ist grundsätzlich leichter verdaulich, weil sie verdauungsfördernde Enzyme, die beim Erhitzen immer ab 42 Grad zerstört werden, enthält. Nur ist der Verdauungstrakt vieler Menschen durch ihre unnatürliche Ernährung oft sehr belastet und träge geworden und hat nicht mehr die Kraft, die energie- und vitalstoffreiche Nahrung zu verarbeiten. Deshalb ist es wichtig, dass eine Umstellung auf Rohkost langsam und schrittweise durchgeführt wird, damit der Darm ausreichend Zeit hat, sich anzupassen. Empfehlenswert ist es, die Rohkost immer gründlich zu kauen und sie zu Beginn der Umstellung in geraspelter Form zuzuführen. Auch mit etwas Wasser zu einem sogenannten „Smoothie" gemixte Rohkost ist sehr gesund und leichter bekömmlich.

Menschen, die einen empfindlichen Magen-Darmtrakt haben und gekochte und rohe Nahrung gemeinsam essen möchten, sollten darauf achten, dass sie mit der Rohkost beginnen.

Laut dem langjährigen Arzt und Ernährungsforscher Max Otto Bruker ist der Hauptauslöser für die Unverträglichkeit von Frischkost, aber auch von Vollkornbrot, der Fabrikzucker. Diese Unverträglichkeit verschwindet, sobald die Fabrikzuckerarten, zu denen beispielsweise der gewöhnliche weiße Haushaltszucker und der braune Zucker gehören, vollständig aus der Kost gestrichen werden.

Beim Obst und Gemüse ist es wichtig, dass sie im reifen Zustand gegessen werden. Unreife Lebensmittel sind säurebildend, da sich die Fruchtsäure noch nicht in Fruchtzucker umwandeln konnte. Außerdem enthalten sie kaum Vitalstoffe, weil sich diese erst gegen Ende der Reifezeit vollständig entfalten.

3) Achten Sie auf die Qualität Ihrer Lebensmittel.
Bauen Sie Lebensmittel in Ihrem eigenen Garten an, oder entscheiden Sie sich für Produkte, die aus kontrolliert biologischem Anbau stammen. Diese enthalten einen wesentlich höheren Nährstoffgehalt als Produkte aus der konventionellen Landwirtschaft. Monokulturen, die Verwendung von Kunstdünger, Insektiziden, Herbiziden, Pestiziden und Fungiziden belasten und vergiften nicht nur die Böden, Pflanzen und Tiere, sondern sind auch für uns Menschen stark gesundheitsschädigend.

4) Essen Sie eiweißarm und kohlenhydratreich.
Alle gesunden und langlebigen Kulturen leben nach diesem Prinzip. Kohlenhydratreich sind zum Beispiel Obst, Gemüse, Vollkorngetreide, Kartoffeln und Naturreis. Zu viel Eiweiß ist stark säurebildend und belastet unsere Gesundheit.

5) Essen Sie salzarm und verwenden Sie stattdessen frische Kräuter zum Würzen.
Ein Zuviel an Salz entzieht dem Körper Wasser, kann zu Bluthochdruck führen und ist schlecht für die Nieren. Gehen Sie mit Salz daher sehr sparsam um, bevorzu-

gen Sie naturbelassene Salze. Auch frische Kräuter und Zitronensaft helfen, Salz einzusparen.

6) Kauen Sie gründlich.

Machen Sie sich zur Gewohnheit, jeden Bissen so lange zu kauen, bis er flüssig ist. Durch das gründliche Einspeicheln werden Kohlenhydrate mit Hilfe von Enzymen, die sich im Speichel befinden, in kürzere Bruchstücke aufgespalten. Durch zu schnelles Essen findet das nicht statt, und unser restlicher Verdauungstrakt wird belastet. Ein weiterer Vorteil des gründlichen Kauens ist, dass es das Abnehmen begünstigt. Sie werden merken, dass Sie mit maximal der Hälfte der bisherigen Menge vollkommen satt sein werden. Und das ist auch für unsere Gesundheit förderlich, denn nicht umsonst heißt es: „Der Mensch lebt von einem Drittel dessen, was er isst, von den anderen zwei Drittel leben die Ärzte."

7) Hören Sie auf Ihren Körper.

Lernen Sie zu unterscheiden, ob Sie tatsächlich Hunger oder nur Appetit oder Durst haben, und essen Sie nur, wenn Sie wirklich hungrig sind. Und hören Sie auf zu essen, wenn Sie satt sind, nicht erst, wenn der Teller leer ist. Ermutigen Sie auch niemand anderen zum Essen.

Die vegetarische Vollwertkost ist sehr vielfältig und doch individuell. Jeder Mensch fühlt sich von anderen Pflanzen mehr oder weniger angesprochen. Probieren

Sie also vieles aus und, noch wichtiger: Lernen Sie wieder wahrzunehmen, was Ihnen guttut und was Sie brauchen.

8) Meiden Sie zu spätes Essen.

Da unsere Verdauungsorgane abends nicht mehr voll aktiv sind, fördert zu spätes Essen einerseits die Fettablagerung, andererseits stört es einen erholsamen Schlaf. Es sollten daher mindestens drei Stunden zwischen der letzten Mahlzeit und dem Schlafengehen liegen.

9) Genießen Sie Ihr Essen.

Wenn Sie essen, lesen Sie dabei keine Zeitung und schauen Sie nicht fern, sondern bleiben Sie mit Ihrer vollkommenen Aufmerksamkeit nur bei Ihrem Essen, und genießen Sie jeden Bissen bewusst.

Auch wenn der Umstieg von einer denaturierten und fleischreichen Kost anfangs Disziplin und Kraft erfordert und Reinigungs- und Entgiftungsprozesse, wie beispielsweise vorübergehende Müdigkeit und Schwäche, hervorrufen kann, lohnt es sich langfristig, diese Mühen auf sich zu nehmen. Denn das Ergebnis ist eine bessere Gesundheit, und das ist das wertvollste Geschenk, das wir uns selbst machen können, weil wir das Leben erst so auf allen Ebenen auch wirklich genießen können. Zwar ist die vegetarische Ernährungsform nicht die Lösung aller Probleme, da auch Wasser, Bewegung, Entspannung, ausreichend

Schlaf, Frischluft, die richtige Lebenseinstellung, Selbstliebe, Selbsterkenntnis und positive Kontakte zu unseren Mitmenschen ebenso wichtig sind, aber sie ist ein wesentliches Fundament für ein gesünderes, harmonischeres und friedvolleres Leben und Miteinander.

Abschließend ein interessantes Interview mit dem Mediziner Ernst Walter Henrich

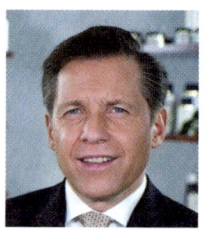

Ernst Walter Henrich studierte Medizin in Köln und promovierte 1986 an der medizinischen Fakultät zum Dr. med. Nach seiner naturheilkundlichen Fortbildung erhielt er 1988 durch die Ärztekammer die Erlaubnis, die Zusatzbezeichnung „Arzt für Naturheilverfahren" zu führen. Er spezialisierte sich auf Gebiete der Gesundheitsvorsorge – insbesondere auf gesunde Hautpflege und gesunde Ernährung. Diese Spezialgebiete lehrt er seit vielen Jahren auf Fortbildungsseminaren. 2007 gründete er am Bodensee die DR. BAUMANN COSMETIC AG zur Errichtung eines Schulungszentrums, in dem als Schwerpunkt Fortbildungsseminare auf den Gebieten der gesunden Hautpflege und Ernährung stattfinden.
Ernst Walter Henrich ist auch Gründer und Leiter des ersten Schweizer Hotels und Restaurants am Bodensee HOTEL SWISS VEGAN, das 2008 eröffnet wurde.
www.provegan.info

„Sind Fleisch und Fleischprodukte Ihrer Ansicht nach für die menschliche Ernährung notwendig?"

„Fleisch und Fleischprodukte sind nicht nur nicht notwendig, sie sind sogar gesundheitlich bedenklich, und wenn man die weltweiten ernährungswissenschaftlichen Studien der letzten Jahre ernst nimmt, sogar gesundheitsschädlich. Dies gilt auch für Milch und Milchprodukte. Eine rein pflanzliche Ernährung ist eindeutig am gesündesten, wenn sie abwechslungsreich ist und man auf eine genügende Zufuhr von Vitamin B12 achtet."

„Gilt dies für alle Menschen?"

„Ja, unabhängig von ihrem Alter, ihrem Geschlecht und ihrer Blutgruppe. Übrigens ist eine sogenannte „Blutgruppendiät" wissenschaftlich längst als Märchen entlarvt."

„Welche Krankheiten werden durch den Fleischkonsum gefördert?"

„Laut den ernährungswissenschaftlichen Studien zum Beispiel Krebs, Diabetes, Osteoporose, Übergewicht, Herzkreislauferkrankungen wie Herzinfarkt, Bluthochdruck."

„Können Sie uns hier die Zusammenhänge zwischen diesen Krankheiten und dem Fleischkonsum kurz erklären?"

„Man weiß nur über die Zusammenhänge anhand epidemiologischer Studien, aber über die kausalen Zusammenhänge können nur Vermutungen angestellt werden, zum Beispiel Hormone in Fleisch und Milch, Hämeisen, Benzpyrene, gesättigte Fette in Milch und Fleisch."

„Sind Huhn und Pute die gesünderen Fleischsorten?"

„Das sehe ich nicht so. Es gibt mittlerweile sehr gute Studien, die beweisen, dass sowohl rotes Muskelfleisch, verarbeitete Fleischprodukte als auch Geflügel diverse Krankheiten begünstigen."

„Wie sieht es mit Fisch und Meeresfrüchten aus?"

„In einem erschreckend hohen Ausmaß sind Fische mit Umweltgiften belastet. Die Weltmeere sind mittlerweile zur Müllkippe der Menschheit verkommen. Schwangeren wird gerade deshalb vom Fischverzehr abgeraten."

„Warum gelangt dieses Wissen so schwer an die Öffentlichkeit?"

„Weil mit der Aufklärung kein Geld verdient wird. Ärzte und Pharmafirmen verdienen an kranken Menschen, nicht an gesunden. Und offensichtlich sind den Behörden und der Politik das wirtschaftliche Wohlergehen der Fleisch- und Milchindustrie wichtiger als das gesundheitliche Wohlergehen der Menschen."

„Wie ernähren Sie sich?"

„Vegan. Übrigens, mein fast siebzehn Jahre alter Hund auch, der sich bester Gesundheit und eines exzellenten Gebisses erfreut."

„Möchten Sie den Leserinnen und Lesern noch etwas Wichtiges sagen?"

„Es macht einfach keinen Sinn, die Gesundheit mit Fleisch, Milch, Eiern und Fisch zu schädigen. Bedenkt man noch, dass die gesamte „Nutztier"-Industrie hauptverantwortlich für den Klimawandel mit einer heraufziehenden Klimakatastrophe ist, kann man fast schon von Wahnsinn sprechen. Spätestens aber bei Beachtung der 1 Milliarde hungernden Menschen (jeden Tag sterben etwa 40.000 Kinder an Hunger) und des Umstands, dass 50 Prozent der weltweiten Getreideernte und 90 Prozent der weltweiten Sojaernte an „Nutztiere" verfüttert werden, weiß man, dass dies alles Wahnsinn ist. Und wenn man an die Milliarden Tiere denkt, die in Massenhaltungen ihr Leben lang gequält und anschließend mehrheitlich grausam geschlachtet werden, dann muss man insgesamt von einem moralischen Verbrechen der Superlative sprechen."

„Danke für das Gespräch!"

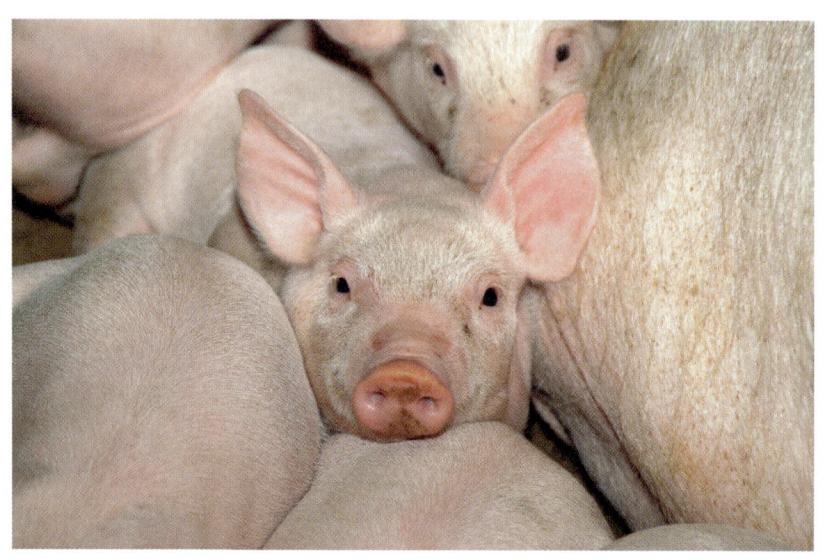

*„Für ein kleines Stück Fleisch nehmen wir
den Tieren die Seele sowie Sonnenlicht
und Lebenszeit,
wozu sie doch entstanden und von
Natur aus da sind."*

Plutarch, 45 – 125 n. Chr.,
griechischer Philosoph und Schriftsteller

Sportliche Leistungsfähigkeit

„Weder als Freizeitsportler noch als Spitzenathlet:
Vegetarier haben keinerlei Nachteile, was das natürliche
Talent oder die sportliche Leistung betrifft.
Bei früheren Olympischen Spielen trainierten die
griechischen Athleten unter vegetarischer Ernährung
und erreichten, verglichen mit anderen Sportlern,
unglaubliche Leistungen."

Olympisches Komitee der Vereinigten Staaten, 1998

Es ist ein weit verbreiteter Mythos, dass Fleisch stark macht und notwendig ist, um Muskeleiweiß aufbauen zu können. Dieser Irrglaube hat seine Wurzeln im neunzehnten Jahrhundert bei dem deutschen Chemiker Justus Liebig. Liebig war der Meinung, dass Muskelfleisch Muskeln produziert. Mittlerweile wurde jedoch eindeutig nachgewiesen, dass Muskelkraft und Energie vorwiegend von Kohlenhydraten und nicht von Eiweiß gebildet werden. Es ist daher für Sportler wichtig, auf eine ausreichende Kohlenhydrat-Zufuhr zu achten, wobei komplexe Kohlenhydrate wie beispielsweise Gemüse, Obst, Naturreis, Vollkornprodukte und Kartoffeln zu bevorzugen sind. Bei einem Training mit niedriger Intensität und langer Belastungsdauer ist Fett die vorrangige Brennstoffquelle für unseren Körper. Es besteht jedoch keine Notwendigkeit, den Fettanteil in der Ernährung zu erhöhen, da es aus Speicherstätten in den Muskeln entnommen wird, falls Bedarf besteht. Eiweiß dient im Vergleich zu Kohlenhydraten und Fetten nur minimalst als Brennstoff, da seine Hauptaufgabe im Bilden und Aufrechterhalten unserer Körpergewebe liegt.

Die vegetarische Ernährung ist somit ideal für Sportler, da sie einen hohen Anteil an Kohlenhydraten aufweist und das notwendige Eiweiß sowie alle Mineralstoffe, Spurenelemente und Vitamine enthält.

Trotzdem stopfen viele Trainer ihre Sportmannschaften noch mit Fleisch voll, in der Hoffnung, mehr Leistung zu erzielen. Aber genauso wenig wie uns der Verzehr eines Gehirns nicht klüger werden lässt, wachsen uns durch die Zufuhr von Muskelfleisch auch keine Muskeln.

Dass Spitzenleistungen als Vegetarier möglich sind, beweisen uns unter anderem folgende Leistungssportler:

- Emerich Rath, deutscher Meister im Schwergewichtboxen, Meister im Langstreckenlauf und -rennen, ein Pionier und Meister des Skilaufs und Teilnehmer an den Olympischen Spielen in London und Stockholm;
- Bill Pearl, Bodybuilder und 4-mal Mr. Universum;
- Paavo Nurmi, neunfacher Olympiasieger und 22-facher Weltrekordhalter im Langstreckenlaufen;
- Chris Campbell, Wrestler-Weltmeister;
- Jutta Müller, mehrfache Weltcup-Siegerin im Windsurfen;
- Andreas Cahling, Weltklasse Bodybuilder;
- Thomas Hellriegel, Ironman-Sieger;

- Dave Scott, gewann sechsmal den Hawaii-Ironman-Triathlon;
- Boris Becker, Tennisprofi und Olympiasieger;
- Carl Lewis, einer der erfolgreichsten Leichtathleten;
- Edwin Moses, zweifacher Olympiasieger, vierfacher Weltrekordhalter im 400-Meter-Hürdenlauf;
- Cinzia Chiarenza, Miss Universe im Bodybuilding;
- Cory Everson, Bodybuilderin und sechsmal Ms. Olympia;
- Murray Rose, mehrfacher Olympiasieger im Schwimmen;
- Martina Navratilova, Profi-Tennisspielerin;
- Yiannis Kourous, alle Weltrekorde im Ultradistanzlauf, den Spartathlon mit einer Strecke von 246 km gewann er viermal, und kein Läufer konnte bis heute eine seiner Siegerzeiten unterbieten, 2005 stellte er mit 1036,850 km einen neuen Rekord im Sechs-Tage-Lauf auf;
- Ronda Rousey, Gewinnerin der Goldmedaille im Judo bei den Olympischen Spielen;
- Pat Reeves, gewann acht Jahre in Folge die britische Meisterschaft im Kraftdreikampf;
- Andreas Häni, Profi-Eishockeyspieler;
- Beat Gähwiler, mehrfacher Schweizer Meister im Zehnkampf
- Kim Cho, Weltrekord mit 55 Jahren: 33000 Liegestütze in 24 Stunden
- Sixto Linares, Weltrekordhalter im 24-Stunden Triathlon
- Ridgely Abele, gewann den Weltmeistertitel des amerikanischen Karateverbandes.

- Joe Rollino, konnte 288 kg mit einem Finger und 215 kg mit den Zähnen hochheben. Beeindruckend, vor allem, wenn man sein Körpergewicht von nur rund 60 kg berücksichtigt. Im Alter von 104 Jahren wurde er von einem Lastwagen getötet.
- Robert Sweetgall, bester Ultra-Langstreckengeher der Welt, er ging in drei Jahren eine Strecke über 40.000 km.
- Bill Pickering, brach den Weltrekord für das Durchschwimmen des Ärmelkanals, im Alter von 48 Jahren stellte er einen neuen Weltrekord für das Durchschwimmen des Bristol-Kanals auf.

Und viele mehr.

Auch Naturvölker, wie beispielsweise die fast ausschließlich pflanzlich lebenden Tarahumara Indianer in Nordwest-Mexiko, die zu den gesündesten Menschen der Erde zählen, beweisen uns eine herausragende Leistungsfähigkeit: Sie können Fußmärsche von 150 – 300 Kilometer ohne Pause zurücklegen! Und all das praktisch ohne Fleisch und ganz ohne Milchprodukte.

Übrigens: Die stärksten und größten Landtiere, beispielsweise Elefanten, Ochsen, Wasserbüffel, Nashörner, Flusspferde und Giraffen, sind friedvolle Pflanzenfresser! Auch der größte lebende bekannte Fisch, der Walhai, lebt rein pflanzlich.

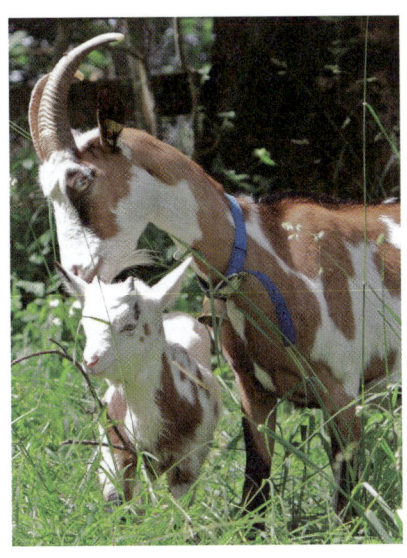

„Denn das Schicksal der Menschen und das der Tiere
ist ein und dasselbe: Die einen sterben so gut wie
die anderen, und sie haben alle den gleichen Odem, und
einen Vorzug des Menschen vor den Tieren
gibt es nicht."

Bibel, Prediger 3, 19

„Liebe will ich, nicht Schlachtopfer,
Gotteserkenntnis statt Brandopfer."

Bibel, Hosea 6,6

Umweltschutz

„Wenn jemand etwas für die Umwelt tun möchte,
muss er einfach aufhören,
Fleisch zu essen. Das ist der größte Beitrag,
den jeder von uns leisten kann."

Paul McCartney, Musiker und Ex-Beatle

Die Gletscher schmelzen, Überschwemmungen nehmen zu, Wüsten breiten sich aus, der Klimawandel wird schlimmer, Inseln versinken, das weltweite Artensterben schreitet voran, die Meere stehen vor einem ökologischem Kollaps…

Es wird immer sicht- und spürbarer, dass mit der Erde etwas nicht in Ordnung ist beziehungsweise mit unserer Beziehung zu ihr etwas nicht stimmt. Wie lange wollen wir also noch aus Bequemlichkeit und Verantwortungslosigkeit die Warnsignale der Natur ignorieren? Wie lange wollen wir noch die fatalen Auswirkungen unserer egoistischen Ess- und Lebensgewohnheiten leugnen und ohne Wimpernzucken fortfahren, unsere eignen Lebensgrundlagen zu zerstören?

Ich weiß nur eins: Das funktioniert nicht mehr lange! Wollen wir den völligen Kollaps hier auf Erden meiden, ist es *jetzt* an der Zeit, die eindringliche Aufforderung der Natur – wieder mit ihr im Einklang und Frieden zu leben – anzunehmen und entsprechend zu handeln. Eine vegetarische Ernährung ist ein unerlässlicher Bestandteil davon, dessen Wichtigkeit schon das Genie Albert Einstein erkannte und betonte: „Nichts wird die Chance auf ein Überleben auf der Erde so steigern wie der Schritt zur vegetarischen Ernährung."

Fleisch ist weder ein lebensnotwendiges noch gesundes Nahrungsmittel, trotz allem hat sich die Fleischproduktion seit 1950 verfünffacht! (1)

Welchem Konsumenten ist hierbei jedoch bewusst, dass der Fleischkonsum zu den größten umweltzerstörenden Faktoren zählt?

Um ausreichend Weideland und Futtermittel für die Tiere zur Verfügung zu haben, müssen die grünen Lungen der Erde, unsere Regenwälder, herhalten. Rücksichtslos werden sie abgeholzt und abgebrannt. Die FAO, Welternährungsorganisation der UNO, stellte im Jahre 2006 fest, dass 70 Prozent(!) des abgeholzten Amazonaswaldes für Viehweiden verwendet werden und der Futtermittelanbau einen Großteil der restlichen 30 Prozent belegt. (2)

Die unzähligen Tiere und Pflanzen, die bei den Rodungen ihr Leben lassen müssen, und die Menschen, die aus ihrer Heimat vertrieben werden, sind Nebensache.

Hauptsache ist, dass die Gier des Menschen nach Fleisch (Fleischkonsumenten) und Profit (Fleisch- und Lederindustrie) befriedigt werden können.

Aber nicht nur das Amazonasgebiet, auch die Regenwälder anderer Regionen sind durch die Lust nach Fleisch enorm geschrumpft. So verschwinden täglich mindestens 30.000 Hektar Regenwald, das heißt, pro Minute eine Fläche von etwa 35 Fußballfeldern! (3)

Zurück bleiben schon nach wenigen Jahren nur mehr unbrauchbare, karge Wüsten- und Steppenlandschaften, wo einst wundervolle feuchte Wälder mit vielen einzigartigen Tier- und Pflanzenarten und Naturvölker lebten. Und ich frage mich leise: „Ist all dies wirklich eine flüchtige Gaumenfreude wert?"

Eine weitere enorme Auswirkung des Fleischkonsums ist der Klimawandel. Es gibt zwar Skeptiker, die der Meinung sind, dass der durch den Menschen mit verursachte Klimawandel ein möglicher Betrug ist, der vor allem politische Interessen, nämlich die Einführung der CO_2-Steuer und anderer Emissionsgesetze zum Ziel habe, aber nehmen wir einmal an, dass all die Fakten und Prognosen doch der Wahrheit entsprechen. Welche Rolle spielt dann hierbei der Fleischkonsum? Was sagen ernst zu nehmende Experten dazu? Von diesen Wissenschaftlern wird kaum noch bestritten, dass die durch die Nutztierhaltung verursachten Umweltschäden und Emissionen, vor allem Methangase, eine wesentliche Ursache des Klimawandels sind. Laut einer aktuellen Studie (2009) des renommierten Worldwatch-Institute sind die Folgen des weltweiten Konsums von Fleisch, Milch und Eiern mit 51 Prozent an der Klimaveränderung beteiligt. Das heißt, dass die Nutztierindustrie das Klima weit mehr als alle anderen Industrien, einschließlich des gesamten Auto- und Flugverkehrs belastet!

Die Beendigung des Konsums von tierischen Produkten und der Umstieg auf eine pflanzliche Ernährung ist somit der effektivste und beste Klimaschutz, den jeder Einzelne von uns leisten kann.

Dies bestätigt auch das Öko-Institut, das 2007 die Öko-bilanz verschiedener Lebensmittel untersuchte. Ergebnis war, dass Butter am klimaschädlichsten ist, gefolgt von Rindfleisch, Käse, Geflügel- und Schweinefleisch. Obst, und Kartoffeln sind um ein Vielfaches klimaverträglicher, wobei Gemüse am klimaverträglichsten ist. (4)

Einen ersten entscheidenden und vorbildhaften Schritt in Richtung Umwelt- und Gesundheitsschutz setzte die belgische Stadt Gent am 13. Mai 2009. An diesem Tag wurde der Donnerstag offiziell zum vegetarischen Wochentag erklärt. Bremen folgte diesem Beispiel und führte im Januar 2010 als erste Stadt Deutschlands den fleisch-freien Donnerstag ein. Dies ist nicht nur ein erfreuliches Ergebnis für die Gesundheit und die Umwelt, sondern auch für die Tiere. Mit jedem Veggitag in Bremen wird das Leben von 20000 Tieren gerettet, die sonst auf den Tellern landen würden. (5)

Im April 2010 setzte San Francisco als erste amerikanische Stadt dieses gesundheits- und umweltbewusste Konzept um. Auch Washington, die Hauptstadt der Vereinigten Staaten, hat mittlerweile den Montag nicht nur zum vegetarischen, sondern zum veganen Wochentag erklärt. Ebenso wird in Städten Südamerikas, zum Beispiel Sao Paulo, Curitiba, Rio de Janeiro und Brasilia, aber auch in anderen Städten der Welt, schon an der Umsetzung eines fleischfreien Wochentags gearbeitet.

Die Wichtigkeit einer vegetarischen Ernährung betonte auch der Vorsitzende des UNO-Weltklimarats, Friedensnobelpreisträger Dr. Rajendra Pachauri. Am Rande der Energiekonferenz in Wien sagte Pachauri am 22. Juni 2009 gegenüber der Tageszeitung *Der Standard*: „Der Klimawandel ist schlimmer und gefährlicher als die derzeitige Wirtschaftskrise. Jede Region auf der Welt ist davon betroffen. Wenn sich nichts ändert, sind Stabilität und Frieden in höchstem Maß gefährdet. Wir sollten weniger Fleisch essen, weil der Fleischzyklus sehr intensiv ist. Man produziert Fleisch etwa in Brasilien, exportiert es nach Europa, Japan und anderswohin. All das braucht enorme Mengen an Kühlung, Land und Tierfutter. Mit einer kleinen Veränderung im Lebensstil, die nicht schmerzen muss, kann man schon viel bewirken." (6)

Auf die Frage, was er persönlich für den Schutz des Klimas tue, antwortete er gegenüber dem Migros-Magazin: „Ich versuche, bescheiden zu leben und Abfall zu vermeiden. Zudem bin ich Vegetarier geworden." (7)

In welch enormen Ausmaß ein Fleischverzicht die Klimakosten reduzieren könnte, berechnete das niederländische Forschungsinstitut The Netherlands Environmental Assessment Agency. Eine weltweite Reduktion des Fleischkonsums würde bis zum Jahr 2050 unglaubliche 20 000 Milliarden (= 20 Billionen) Dollar an Kosten zur Stabilisierung des Weltklimas einsparen. Eine rein pflanzliche, also vegane Ernährung, würde diese Einsparungskosten sogar auf 32 000 Milliarden (= 32 Billionen) Dollar erhöhen. Die enormen Einsparungen beim Verzicht auf Fleisch, Milch und Eier ergeben sich vor allem durch das

Freiwerden von landwirtschaftlichen Flächen im Futtermittelanbau. Da die Erzeugung einer tierischen Lebensmittelkalorie an die zehn pflanzliche Futtermittelkalorien benötigt, würde der Umstieg von tierischen auf pflanzliche Lebensmittel den Flächenbedarf in der Landwirtschaft dramatisch verringern. Die frei werdenden Flächen könnten wieder aufgeforstet werden und enorme Mengen CO_2 binden. (8)

Die Folgen der Viehzucht gehen aber noch weiter. Unnatürlich viele Tiere bedeuten unnatürlich viel Gülle. Allein in den USA produzieren die für den Verzehr gezüchteten Tiere 130-mal mehr Urin und Kot als die gesamte Weltbevölkerung zusammen. Und in Deutschland fallen durch die Massentierhaltung jährlich rund 250.000 Tonnen Mist und Gülle an. Unmengen davon werden zur Entsorgung auf die Felder gekippt. Doch die Böden können diese e-normen Mengen nicht mehr aufnehmen. Konsequenz ist, dass ein Teil davon durch Verdunstung in die Luft (Ammoniak) gelangt und ein anderer Teil der Exkremente, darunter auch schädliche Stickstoff-, Nitrat und Phosphat-Verbindungen sowie Medikamentenrückstände, in das Grundwasser und dadurch zu einer Verseuchung unseres Trinkwassers beiträgt. Sogar am Waldsterben hat die Viehzucht einen enormen Anteil durch Ammoniakausdünstung, sauren Regen und CO_2.

Schauen wir noch genauer hin, müssen wir erkennen, dass die tierische Landwirtschaft mitunter zu den größten Wasserverbrauchern gehört. Um 1 kg Fleisch herzustellen werden je nach Tierart etwa 3.500 – 20.000 Liter Wasser benötigt, wenn man das Wasser für die Futterpflanzen der Tiere und den Wasserverbrauch in den Haltungsbetrieben und den Schlachthäusern mitberücksichtigt. In China beispielsweise geht bereits die Hälfte des verfügbaren Wassers für die Fleischproduktion drauf. (9)

Ist dieses menschliche Tun nicht widersinnig, wenn man bedenkt, dass die Versorgung mit ausreichend Wasser in vielen Regionen unserer Erde zu einem immer größeren Problem wird? Bereits mehr als 2 Milliarden Menschen sind mit Engpässen in der Wasserversorgung konfrontiert. Die Wissenschaftler der jährlich stattfindenden „World Water Week" in Stockholm bezeichnen die Nachfrage nach Fleisch und Milchprodukten daher als „nicht nachhaltig" und empfehlen eine Änderung der Ernährungsstrategie. (10)

Folgende Grafik zeigt, dass die Produktion von tierischen Produkten wesentlich mehr Wasser verbraucht als die von pflanzlichen.

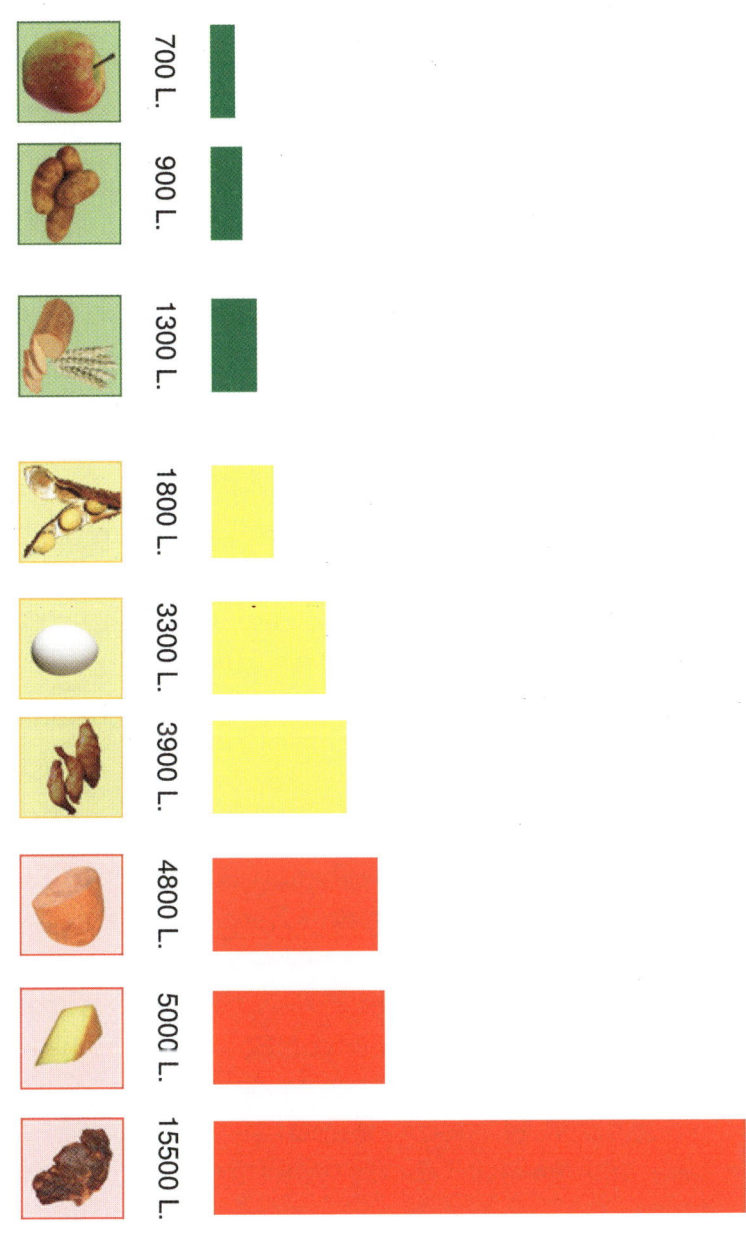

Äpfel — 700 L.

Kartoffeln — 900 L.

Getreide/Brot — 1300 L.

Sojabohnen — 1800 L.

Eier — 3300 L.

Hühnerfl. — 3900 L.

Schweinefl. — 4800 L.

Käse — 5000 L.

Rindfleisch — 15500 L.

Der menschliche Wahn geht aber noch weiter. Es genügt nicht, nur das Leben an Land zu zerstören, nein, auch die Weltmeere werden von Menschenhand zunehmend leergefischt, sodass auch hier bald eine ökologische Katastrophe bevorsteht. Das Ergebnis der ersten globalen Studie über die Folgen des Artensterbens in den Meeren ist erschreckend: Sollte die Menschheit weiterhin ungebremst Raubbau betreiben, könnten sämtliche Bestände von Speisefischen und Meeresfrüchten bis zum Jahr 2048 verschwunden sein! Der Biologe und Studienleiter Boris Worm von der Dalhousie University im kanadischen Halifax sagte dazu: „Egal, ob Sie kleine Gezeitenbecken am Meeresufer oder Studien über einen gesamten Ozean untersuchen, überall zeigt sich das gleiche Bild. Mit den Arten geht die Produktivität und Stabilität ganzer Ökosysteme verloren. Ich war schockiert und verstört, wie eindeutig diese Trends sind. Das ist schlimmer als alles, was wir erwartet hatten." (11)

Liebe Leserin, lieber Leser, wenn wir nicht *jetzt* damit beginnen, unsere Essgewohnheiten zum Wohl ALLER zu verändern, wird der Mord an den Tieren zum baldigen Tod von Mensch und Erde führen. Eine indianische Weisheit besagt: „Eines Tages wird die Erde weinen, sie wird um ihr Leben flehen, sie wird Tränen von Blut weinen. Ihr werdet die Wahl haben, ihr zu helfen oder sie sterben zu lassen, und wenn sie stirbt, sterbt ihr auch."
Lasst uns gemeinsam die Wahl treffen, ihr zu helfen! Aus Liebe zu ihr, zu uns selbst und zu allem, was lebt. Jetzt!

„Die Regenwälder Amazoniens und Südostasiens werden gerodet, um Platz für Rinderfarmen und den Anbau der Futtermittel zu schaffen, auf die die europäische Landwirtschaft dringend angewiesen ist. Da die tropischen Regenwälder hochempfindliche Ökosysteme sind, kann schon die Abholzung weniger Hektar eine Art, die gerade dort ihre ökologische Nische gefunden hat, vollständig ausrotten."

Spektrum der Wissenschaft, Mai 2005

„Die besten Klimaschützer sind diejenigen, die weder Fleisch noch Milchprodukte verzehren."

Dr. med. Hans-Günter Kugler,
Sprecher der Ärztegesellschaft zur Förderung der vegetarischen Ernährung

„Um das Treibhausgas Kohlendioxid in der Atmosphäre zu verringern, sollte nicht weniger Öl und Gas verbrannt werden, sondern die Menschheit sollte ihre Essgewohnheiten ändern: Wenn alle Menschen Vegetarier wären, könnte die globale Erderwärmung kontrolliert werden."

Alan Calverd, britischer Physiker

„Essen Sie Gemüse! Die Fleischproduktion ist sowohl CO2- als auch methanintensiv und erfordert große Mengen Wasser. Wiederkäuer wie Rinder, Schafe, Ziegen sind zudem aufgrund der Art und Weise, wie ihr Verdauungsapparat Nahrung verarbeitet, große Methanproduzenten."

Europäische Union (EU)

99

„Essen Sie weniger Fleisch: Methan ist das zweitwichtigste klimaschädigende Gas, und Kühe gehören zu den größten Methan-Ausstoßern. Ihre Ernährung durch Gras und ihre Mägen lassen sie Methan erzeugen, das sie mit jedem Atemzug aufstoßen."

Al Gore, ehem. Vizepräsident der USA und Friedensnobelpreisträger

„Kurz gesagt könnte die Parole lauten: Keine Rinder mehr essen, auf Milchprodukte verzichten."

Ralf Conrad, Direktor des Max-Planck-Instituts für terrestrische Mikrobiologie

„Reduzieren Sie den Fleischanteil Ihrer Ernährung. Wenn Sie sich ausgewogen und fleischreduziert ernähren (oder sogar Vegetarier werden), ersparen Sie dem Weltklima rund 400 Kilogramm CO2 im Jahr."

Greenpeace, Deutschland

„Mit dem Wasserverbrauch zur Erzeugung von einem Kilo Fleisch könnte man ein ganzes Jahr lang täglich duschen."

Wordwatch-Insitute, „Meat – now it´s not personal"

☆☆☆

Welternährung

*„Die Welt hat genug für jedermanns Bedürfnisse,
aber nicht für jedermanns Gier."*

Mahatma Gandhi

Laut Angaben der UNESCO hungern weltweit etwa 1 Milliarde (1000.000.000) Menschen, das heißt, jeder achte. Jede Sekunde stirbt ein Mensch an Hunger, 43.000 Kinder täglich!

Und das in einer Welt, in der die gesamte Getreideernte ausreichen würde, ALLE Menschen auf unserem Planeten zu ernähren.

Die Ursache für den Hungertod ist also nicht im Mangel an Nahrung zu finden (wie uns die Gentechnik glauben machen möchte), sondern in den Ernährungsgewohnheiten der Wohlstandsländer und der falschen Aufteilung des Getreides.

Um die Gesellschaft mit ausreichend Fleisch (und Milchprodukten) versorgen zu können, werden unzählige Tiere, zum Großteil in Massentierhaltungen unter grausamsten Bedingungen, gezüchtet. Jährlich sind dies weltweit mehr als 50 Milliarden Tiere! Diese unnatürlich hohe Anzahl an Tieren benötigt ein unnatürlich hohes Maß an Futter. Und genau hier liegt das Problem: Cirka 90 Prozent der weltweiten Sojaernte und die Hälfte der weltweiten Getreideernte werden an unsere „Nutztiere" der Fleisch- und Milchproduzenten verfüttert. In den Industrieländern liegt der Anteil des an das Tier verfütterten Getreides sogar bei mehr als zwei Drittel und in Amerika laut amtlichen Angaben des Landwirtschaftsministeriums der Vereinigten Staaten bei über 90 Prozent 60 Prozent aller Futtermittel-Importe kommen aus Entwicklungsländern – das heißt, in diesen Ländern werden riesige Flächen für die Viehzucht abgeerntet, während dort gleichzeitig täglich Tausende Menschen sterben, weil sie nichts zu essen haben. So fressen die Tiere der Reichen das Essen der Armen. Das Hauptproblem sind hier aber nicht die armen Tiere, sondern die Menschen, die nicht auf ihr Fleisch verzichten wollen.

Yvo de Boer, Leiter der UNO Klima Agentur (UNFCCC), sagte zum Welternährungsproblem: „Die beste Lösung wäre, wenn wir alle Vegetarier werden würden." Und er hat Recht! Warum also nicht entsprechend handeln und leben?

Um nur 1 kg Fleisch zu erzeugen, sind je nach Tierart zwischen 7 bis 16 kg pflanzliche Nahrung und bis zu 20.000 Liter Wasser notwendig. Auf 1 Hektar Land können entweder 50 kg Rindfleisch oder 4000 kg Äpfel, 6000 kg Karotten, 8000 kg Kartoffeln, 10.000 kg Tomaten oder 12.000 kg Sellerie erzeugt werden. Fleischessen ist somit eine enorme Verschwendung unserer Nahrungsmittelressourcen auf Kosten der Armen dieser Welt.

Trotz allem fördert die Politik, vor allem die EU, die Fleisch- und Milchindustrie fleißig mit unseren Steuergeldern, ohne Rücksicht auf soziale und ökologische Kriterien.

Und nicht nur das: Da in der EU wesentlich mehr Fleisch und Milch produziert als verbraucht werden, werden die Überschüsse zu Dumpingpreisen in Entwicklungsländer exportiert, wodurch die Lebensgrundlage der heimischen Bauern vor Ort vernichtet wird. Sie können nicht mit den Billigimporten der EU konkurrieren. Die Folgen reichen bis zu Armut, Hunger, Bürgerkriegen, Krankheiten, Massensterben und Landflucht. (1)

Eine Lösung für den immer mehr ansteigenden Welthunger können wir also nicht im Außen erhoffen, wir können sie nur selbst *sein*. Durch die Entscheidung, unserem Herzen zu folgen und den heimischen pflanzlichen Produkten den Vorzug zu geben, leisten wir einen sehr wertvollen Beitrag zur Linderung des Welthungers, während wir gleichzeitig unsere Gesundheit stärken und unsere Umwelt und Tiere schützen.

Eine Ernährung auf Herzensbasis ist somit ein sehr wichtiges, ja, sogar essentielles Fundament für ein friedvolleres und gesünderes Miteinander auf unserem wunderschönen Planeten Erde!

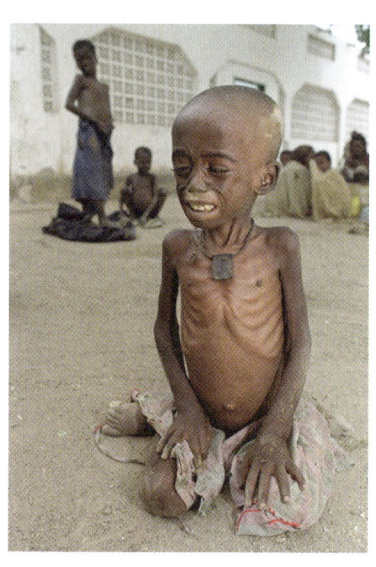

Welthunger ist menschengemacht.
Die Weltlandwirtschaft könnte ohne Probleme
12 Milliarden Menschen ernähren.
Das heißt, ein Kind, das heute
an Hunger stirbt, wird ermordet."

Jean Ziegler
UN-Sonderberichterstatter
für das Menschenrecht auf Nahrung

Tierliebe

„Warum soll ich, der ich glücklich bin,
wenn ich nicht verfolgt werde,
andere Geschöpfe verfolgen oder verfolgen lassen?
Warum soll ich, der ich glücklich bin,
wenn ich nicht gefangen werde,
andere Geschöpfe fangen oder fangen lassen?
Warum soll ich, der ich glücklich bin,
wenn niemand mir ein Leid zufügt,
anderen Geschöpfen Leid zufügen oder zufügen lassen?
Warum soll ich, der ich glücklich bin,
wenn ich nicht verwundet und getötet werde,
andere Geschöpfe verwunden oder töten
oder für mich verwunden oder töten lassen?
Ist es nicht nur natürlich, dass ich das,
was ich wünsche, dass es mir nicht geschehe,
auch anderen Geschöpfen nicht geschehen lasse?
Wäre es nicht unedel von mir, wollte ich es doch tun,
nur um mir einen kleinen Genuss zu verschaffen,
auf Kosten fremden Leids und fremden Tods?

Edgar Kupfer-Koberwitz aus „Die Tierbrüder"

Tiere können Liebe, Freude, Zuneigung, Einsamkeit, Stress, Schmerz, Angst und vieles mehr empfinden, denn sie sind sensible und fühlende Lebewesen wie wir. Für jeden, der sich schon einmal auf eine Beziehung zu einem Tier eingelassen hat, ist dies nichts Neues. Erfahrungen lassen uns erkennen, dass es dabei völlig gleichgültig ist, ob es sich um einen Hund, eine Katze, ein Kaninchen, ein Schwein, einen Vogel oder ein anderes Tier handelt. *Jedes* Tier empfindet und ist ein einzigartiges Individuum. Und wenn es stirbt, ist dieses wundervolle Wesen durch nichts und niemanden zu ersetzen, denn es war ein einmaliger Ausdruck des Lebens selbst.

Heutige Verhaltensforscher und Neurobiologen haben nachgewiesen, dass Tiere ein komplexes Seelenleben und ein höchst differenziertes Sozialverhalten haben und ihr Nervensystem und somit ihr Schmerzempfinden wie beim Menschen funktioniert. Mittlerweile wurde auch wissenschaftlich belegt, dass nicht, wie früher angenommen, nur Wirbeltiere, sondern auch Fische und sämtliche wirbellose Tiere wie Krebse, Garnelen, Krabben usw. schmerzempfindlich sind. (1)

Sollten diese Erkenntnisse nicht unser Verhalten den Tieren gegenüber verändern? Ist es nicht unfair und unmoralisch, die Empfindungen der Tiere als weniger bedeutsam als die des Menschen zu bewerten?

Wenn Tiere ebenso empfindungsfähige Wesen sind wie wir, wie muss sich eine Mutterkuh fühlen, wenn ihr ihre Kälbchen immer wieder weggenommen werden?

Welchen Schmerz und welche Hilflosigkeit erfährt eine Gans in dem Moment, in dem ihr ein Metallrohr in den Hals gesteckt und Nahrung hineingepumpt wird? Und wie muss sie sich fühlen, wenn sie bei lebendigem Leib immer wieder gerupft wird?

Wie ergeht es dem Hai, dem die Schwanzflosse für

eine menschliche Gaumenfreude (Haifischflossensuppe) abgeschnitten und er danach lebendig wieder ins Meer geworfen wird?

Was geht in einem Tier vor, das durch unzureichende oder fehlgeschlagene Betäubung noch bei vollem Bewusstsein ist, während es vom Schlachter gehäutet und zerlegt wird?

Wie fühlen sich die jährlich 100 Millionen Tiere, die mit oft sinnlosen und grausamsten Experimenten in Versuchslaboren gequält werden, die ihren anschließenden, oft ebenfalls qualvollen Tod als Gnade erscheinen lassen?

Was empfindet der Hummer, der lebendig ins kochende Wasser geschmissen wird?

Welches Leid erfährt ein Hund, dem bei lebendigem Leib das Fell abgezogen wird, bloß für einen schmalen Pelzstreifen am Jackenkragen oder Kapuzenrand eines Menschen?

Wie fühlt sich ein Ferkel, das seiner Mutter entrissen wird und dem unbetäubt die Hoden entfernt werden, weil die 50 Cent für die Betäubung nicht aufgebracht werden?

Was geht in der Seele eines Lammes vor, dem zur „heiligen" Opferdarbringung die Kehle bei vollem Bewusstsein durchgeschnitten wird, worauf es langsam, bis zum letzten Herzschlag mit gefesselten Beinen am Boden liegend, ausblutet?

Wie muss sich ein junger Stier in der Arena fühlen, dem zwecks Tradition bunt geschmückte Spieße mit Widerhaken immer und immer wieder in seinen Körper gebohrt werden, bis er, nachdem er den Todesstoß erhalten hat, brüllend, stark blutend und schwankend zu Boden fällt?

Und welchen Schmerz und welche Angst durchströmt den Hasen, der vom Jäger nur angeschossen wurde? Oft wird berichtet, dass sich Hasen vor Schmerzen winden und wie kleine Kinder schreien.

Viele Menschen möchten sich diese Situationen gar nicht erst vorstellen, weil sie in ihrem Innersten ganz genau wissen und spüren, wie sich diese Tiere fühlen. Aber ist diese Erkenntnis nicht Grund genug für Sie, liebe Leserin, lieber Leser, solch ein Leid nicht mehr länger hinzunehmen, geschweige denn, es aktiv oder passiv zu verursachen?

Ist es nicht widersinnig, eine Auswahl bestimmter Tiere als „Haustiere" zu etikettieren, sie zu knuddeln und als besten Freund zu bezeichnen, während wir andere, ebenso verletzbare und liebesbedürftige Wesen, in „Nutztiere", „Versuchstiere" und „Pelztiere" einteilen und diese unter unvorstellbaren Bedingungen züchten, halten, quälen und töten? Wie kann eine willkürliche Einteilung in „darf leben" und „darf gequält und getötet werden" jemals gerechtfertigt sein? In Asien isst man die verschiedensten Tiere, darunter auch Hunde und Katzen. Wir Europäer gestehen Hunde und Katzen (zumeist) ein Lebensrecht zu, während wir keine Skrupel empfinden, wenn beispielsweise Hühner, Schweine, Kühe, Schafe oder Fische auf unserem Teller landen. Indien wiederum ist das Land mit dem größten Prozentsatz an Vegetariern, in dem Kühe als heilig gelten und für ein Symbol der Sanftheit stehen. In muslimischen

Ländern ist es verboten, Schweine zu essen, dafür werden Kühe und Schafe betäubungslos geschächtet. Doch ich frage Sie, liebe Leserin, lieber Leser, ist nicht *jedes* Tier ein gleichwertiges und besonderes Geschöpf, dem wir in Liebe und Achtung begegnen sollten? Jede Art der Einteilung in Gut und Böse, in Wertvoll und Wertlos, schafft immer Ungerechtigkeit und Leid und kann somit niemals zu einer friedvollen, harmonischen Welt beitragen.

Es hat lange gedauert, bis der Mensch erkannt hat, dass *jeder* Mensch das gleiche Recht auf Leben hat, und so hoffe ich, dass nun die Zeit gekommen ist, diese Erkenntnis auch auf unsere Mitgeschöpfe, die Tiere, auszudehnen.

Beobachten wir Tiere, können wir erkennen, dass ihnen ihr Leben genauso wertvoll ist wie uns unsriges. Die meisten Tierarten, die durch den Menschen unsagbares Leid erfahren, sind grundsätzlich sehr friedvolle Wesen, die uns mit offenem Herzen und vorurteilslos begegnen. Sie können wunderbare Wegbegleiter und durch ihre heilende Wirkung auf uns hilfreiche Therapeuten sein. Dabei ist es egal, ob es sich um ein Tier mit weichem Fell, Flossen, Borsten oder Flügel handelt. Doch auch, wenn sie uns nicht nützlich erscheinen, haben sie ein Recht auf Leben, Unversehrtheit und Respekt. Tiere sind wie wir ein Teil der Schöpfung und nicht unsere Sklaven. Wirklicher Respekt als Basis für Friedlichkeit hat nichts mit dem Nutzen, genauso wenig wie mit der Rasse, der Intelligenz und dem Aussehen zu tun.

Es gibt Tiere, die uns Menschen in mancher Hinsicht weit überlegen sind. Sie haben beispielsweise besser ausgeprägte Sinne und höher entwickelte Wahrnehmungsfähigkeiten. Doch für sie ist dies kein Grund, uns als „minderwertig" zu behandeln. Anders der Mensch: Er hat kein Problem damit, den Tieren ihre Rechte abzusprechen und ihnen schlimmstes Leid zuzufügen. Wir testen an ihnen Kosmetika, Medikamente, Nahrungszusätze, Reinigungsmittel und vieles mehr, weil wir wissen, dass sie uns ähnlich sind. Wir bedienen uns ihrer Organe, Häute und Felle und töten sie für unsere Lust nach Fleisch. So sterben jährlich weltweit 100 Millionen Tiere bei Tierversuchen und über 50 Milliarden (50 000 000 000) „Nutztiere" und Billionen Fische durch uns Menschen.

Über 50 Milliarden „Nutztiere" pro Jahr, das sind umgerechnet etwa 1600 Tiere pro Sekunde! In Österreich sind es pro Jahr 62 Millionen Hühner, 5,5 Millionen Schweine und 1 Million Rinder, das sind 130 Tiere, die in jeder Minute (Schafe, Pferde, Wildtiere, Fische usw. nicht mitgezählt) ihr Leben durch uns Menschen verlieren. (2) Und allein in Deutschland werden täglich(!) rund 1 Million Hühner, 110.000 Schweine, 80.000 Rinder und unzählige andere Tierarten wie Schafe, Enten und Gänse geschlachtet. (3)

Doch wo befindet sich diese enorme Anzahl an Tieren? Wo sind all diese Abermillionen Schweine, Rinder, Hühner und anderen Tiere zu finden? Unsere Almen, Weiden, Wiesen und Wälder müssten doch permanent überfüllt sein? Wenn man sich jedoch umsieht, erkennt man, dass dem nicht so ist. Grund ist, dass 98 Prozent(!) der Tiere in von der Außenwelt sorgfältig abgeschirmten Tierfabriken gezüchtet werden, in denen die schlimmsten Albträume der Menschheit zur bitteren Realität der Tiere geworden sind: Schweine, Rinder, Hühner, Puten, Kaninchen und andere Tiere werden auf engstem Raum entweder sehr kurz angekettet, in nur körpergroßen Eisenkäfigen oder gemeinsam mit unzähligen anderen Artgenossen eingepfercht in kleinen Ställen oder Stahlgefängnissen gehalten. Den Tieren ist es ihr ganzes Leben lang unmöglich, sich zu bewegen. Ihr natürliches Sozialverhalten wird unterbunden, und so ist jede Sekunde ihres Daseins, von ihrer Geburt bis zu ihrem Tod, geprägt von Leid, Angst, Einsamkeit und Verzweiflung. Viele von ihnen sehen nie das Tageslicht und erhalten artfremdes Futter, gemischt mit den verschiedensten Medikamenten. Dass hinter jedem Einzelnen dieser eingesperrten Tiere ein verletzbares Wesen mit ureigenen Bedürfnissen und dem Wunsch, in Freiheit zu leben, steht, wird ignoriert, denn das einzige Ziel ist, den Konsumenten mit billigem Fleisch zu versorgen und gleichzeitig so viel Profit wie möglich zu machen.

Hier ein kleiner Einblick in das natürliche Leben und Wesen unserer „Nutztiere".

*Wir **Schweine** sind sehr sensible, anhängliche und intelligente Tiere. Ja, wir sind sogar klüger als Hunde und 3-jährige Menschenkinder! Im Gegensatz zu unserem menschlichen Ruf lieben wir Sauberkeit: In der Natur haben wir getrennte Schlaf-, Ess- und Kotplätze. Der Kotplatz* befindet sich möglichst weit weg und ist an einer höher gelegenen Stelle angelegt, damit wir die Ausscheidungen nicht riechen müssen. Wir Schweine haben nämlich eine sehr feine Nase – im Vergleich zu euch Menschen riechen wir 10-mal besser. Sind wir schwanger, bauen wir auch „Kinderzimmer" – große, gemütliche, kuschelige Nester mit einem Durchmesser von etwa zwei Metern, in denen wir unsere Babys zur Welt bringen. Liebevoll, fürsorglich und beschützend ziehen wir unsere Sprösslinge groß, ja, wir singen ihnen beim Säugen sogar etwas vor, was die Kleinen sehr beruhigt und sie unsere Stimme kennenlernen lässt. Wir sind sehr gesellige Wesen, die starke Bindungen mit anderen Schweinen eingehen und gerne aneinandergekuschelt schlafen. Wenn man uns natürlich leben lässt, sind wir tagsüber sehr bewegungsfreudig und aktiv, wir suchen nach Nahrung, wühlen und graben und genießen es, auf Wiesen und in Wäldern umherzuziehen. Auch unsere Kinder, die Ferkel, sind wie eure verspielt und neugierig und genießen es, über die Felder zu toben und ihre Umgebung zu erforschen. Schlammbäder helfen uns, unsere Körpertemperatur zu regulieren und pflegen unsere Haut. Wir wedeln wie Hunde vor Freude mit unserem Schwanz, und manche von uns genießen es sichtlich, wenn ihr sie krault. Doch warum, lieber Mensch, lasst ihr uns nicht leben, wie wir von Natur aus gemeint sind, in Harmonie mit euch? Wir sind doch viel mehr als nur Fleischlieferanten.

Die Schweine in der heutigen Massentierhaltung werden nicht wie hochsensible Lebewesen, sondern wie wertlose Gegenstände behandelt, was unendliches physisches wie psychisches Leid für jedes Einzelne dieser Tiere bedeutet. Sie sind dazu gezwungen, ihr gesamtes Leben in engen Einzelboxen oder eingepfercht in kleinen Ställen auf harten, kalten und kotverschmierten Beton- und Spaltenböden zu verbringen, in denen sich ihre Hufe häufig verhaken, was zu schwersten Verletzungen führt, die nicht etwa behandelt werden, sondern bestenfalls die vorzeitige Schlachtung zur Folge haben. Und das nahezu in ständiger Finsternis, ohne weiche Einstreu, ohne Frischluft und ohne die Möglichkeit, sich ausreichend zu bewegen. Laut Tierschutzgesetz steht einem Schwein ein Lebensraum von nur max. 0,7 m² zu. Hauptziel ist ja nicht das Wohlergehen der Tiere, sondern dass sie in möglichst kurzer Zeit ihr Schlachtgewicht von cirka 110 kg erreichen, und dafür ist es sinnvoll darauf zu achten, dass sie sich so wenig wie möglich bewegen können. Viele Schweine leiden unter schmerzhaften, offenen und entzündeten Klauen und Gelenken, wund gewordener Haut und Verätzungen der Augen und Atemwege. Da im Laufe der Zeit die fäkalienverschmierten Böden immer glitschiger werden und so ein Stehen ohne ständiges Rutschen unmöglich wird, brechen sich einige die Beine oder fallen auf ihre Artgenossen, die sich dadurch angegriffen fühlen und aggressiv reagieren. Doch die armen Tiere leiden nicht nur physisch, sondern sichtlich auch seelisch: Viele Schweine weisen schwere Verhaltensstörungen als Resultat ihrer Qual und Verzweiflung in diesen dunklen Folterkammern auf, andere kann man beobachten, wie sie auf den Hinterschenkeln sitzen, mit gesenktem Kopf und halb oder ganz geschlossenen Augen – sie „trauern", sagen Verhaltensforscher. Medikamente sorgen dafür, dass die Tiere die Zeit bis zu ihrem Schlachttag überhaupt überleben.

Weibliche Schweine werden künstlich befruchtet und müssen ihre 15-wöchige Tragezeit völlig allein im Dämmerlicht verbringen. Zum Gebären werden sie in die speziellen „Abferkelbuchten" getrieben und dort in einen Einzelkäfig, das sogenannte Abferkelgitter, gesperrt und darin fixiert. Dieses ist so klein, dass es der Mutter unmöglich ist, sich zu ihren Babys umzudrehen und sie wie in der Natur mit ihrer Nase zu berühren und zu liebkosen. Von der Möglichkeit, ein Nest zu bauen, ganz zu schweigen. Haben die Ferkel das Licht der Welt erblickt, werden ihnen bald die Zähne abgezwickt, die Schwänze abgeschnitten und den kleinen Ebern die Hoden abgeschnitten oder herausgerissen – meist ohne Betäubung, Schmerzmittel und Nachbetreuung. Die Kleinen schreien und zittern am ganzen Körper, und viele müssen sich übergeben. Bereits nach 3 bis 4 Wochen werden die Ferkel, die diese Tortur überlebt haben, ihrer Mutter entrissen – auf Nimmerwiedersehen. Stress, Angst, Einsamkeit, Hilflosigkeit und große Trauer sind in den Tieren, doch auch dafür gibt es Medikamente der Pharmaindustrie, die Abhilfe schaffen. Die Kleinen kommen nun in eigene Mastställe, wo sie schnellstmöglich auf ihr Schlachtgewicht gebracht werden. Dabei sind die Schweine erst in einem Alter von etwa fünf Monaten, das heißt, sie sind immer noch Tierkinder, wenn sie zusammen mit unzähligen anderen Schweinen unter verheerenden Umständen zum Schlachthof transportiert und getötet werden, ehe man sie zu Schnitzel, Burger und Koteletts verarbeitet. Übrigens: In Österreich leben nur 0,05 Prozent aller Schweine in Freilandhaltung, der Rest lebt in den vom Mensch geschaffenen Horrorbetrieben (4).

*Wir **Rinder** sind intelligente, sehr sensible und emp-findsame Lebewesen mit einem ausgeprägten Langzeit-gedächtnis. Wir leben gerne in der Herde miteinander, wobei wir beste Freunde haben und unsere Zuneigung und Liebe durch gegenseitige Körperpflege ausdrücken. Genau wie ihr Menschen ist jedes Rind ein einmaliges In-dividuum mit einzigartigen Charaktereigenschaften: Eini-ge von uns sind zutraulicher, andere scheuer, einige sind schreckhaft, andere wiederum gelassen, einige robust und unabhängig, während andere ängstlich und äußerst empfindlich sind. Wir Kühe sind besonders liebevolle, für-sorgliche und beschützende Mütter, die ihre Kinder unter natürlichen Bedingungen zehn Monate stillen. Wir lieben unsere Babys über alles, genau wir ihr eure. Jetzt könnt ihr euch vorstellen, wie es uns ergeht, wenn ihr Menschen uns unsere Kälbchen wegnehmt. Es zerreißt uns unser Herz und verletzt uns zutiefst. Viele von uns reagieren de-pressiv und trauern in Stille, andere wiederum schreien tagelang nach ihren Kindern. Eure Bauern kennen das genau, aber ihr macht damit weiter, denn eurer Meinung nach sind wir ja „nur" Kühe.*

Wir Rinder haben Hörner, doch setzen wir diese nie zum Kampf ein, denn wir sind grundsätzlich sehr friedvolle

Tiere. Unsere Stiere, die von euch in die Arenen getrieben werden, werden zuvor bewusst gequält, damit sie aggressiv werden. Dieses Verhalten ist jedoch „menschengemacht", es entspricht nicht unserer Natur.

Rinder haben selten ein schönes, natürliches Leben, denn sie werden von uns rein zweckmäßig wegen ihrer Milch, ihrem Fleisch und ihrer Haut gezüchtet. Nur ein Prozent des „produzierten" Rindfleisches in Deutschland stammt noch von Tieren, die tatsächlich auf einer Weide gestanden haben und artgerechtes Futter wie Gras genießen durften. (5).

In Österreich sind es weniger als 5 Prozent, die im Sommer oder Herbst die Möglichkeit haben, eine Weide kennenzulernen (6).

Der Großteil fristet ein trauriges, unnatürliches Leben in engen Ställen, zumeist in ständiger kurzer Anbindehaltung. Den Mutterkühen werden in den ersten 24 Stunden ihre Kälbchen entrissen, was Angst in den Jungen auslöst und Verzweiflung, Stress und Hilflosigkeit in der Mutter. Oft wird berichtet, dass Kühe infolge der Trennung von ihrem Kalb oft tagelang nach ihm schreien und immer wieder auf die Stelle starren, wo sie ihr Junges aus den Augen verloren haben. Aber auch die, die nicht laut klagen, leiden, wie ihre Herzfrequenz bestätigt. (7)

Die männlichen und weiblichen Kälbchen haben unterschiedliche Lebenswege: Die männlichen Tierkinder müssen den Rest ihres kurzen Daseins in einer winzigen „Schlachtkalbkiste" verbringen, die nicht viel größer ist als das Tier selbst. Bewegung ist kaum möglich, aber dies fördert das Fleischwachstum und das Erreichen des Schlachtgewichts. Sehr häufig herrscht völlige Dunkelheit in den Ställen, um das Weinen der Kälber zu unterbinden. Und niemals haben die Kleinen die Chance, Muttermilch zu trinken. Stattdessen erhalten sie vom Menschen einen künstlichen Milchersatz mit viel Salz und einem ganz geringen Eisengehalt. Durch das viele Salz bekommen die armen Tiere Durst, und da sie kein Wasser bekommen, trinken sie zwangsläufig das Gemisch. Schon nach kurzer Zeit leiden die Tiere aufgrund der Mangelernährung an Schmerzen. Der geringe Eisengehalt bewirkt nämlich, dass die Kälber an einem Eisenmangel erkranken und ihr Fleisch dadurch weiß statt rosa wird. Dies wird ja vom Verbraucher sehr geschätzt, doch meist hat dieser keine Ahnung davon, wie diese helle Farbe zustande gekommen ist. Die durchschnittliche Lebenserwartung eines Schlachtkalbs beträgt nur drei bis fünf Monate, Maststiere lässt man achtzehn bis zwanzig Monate leben.

Die weiblichen Kälbchen müssen zu „Milchmaschinen" heranwachsen. Etwa im Alter von zwei Jahren kann eine Kuh ihr erstes Kalb bekommen. Dieses wird ihr wie üblich weggenommen, und ihre einzige Aufgabe ab diesem Zeitpunkt besteht darin, fleißig Milch zu geben. Die Milch, die von Natur aus für das Junge vorgesehen wäre, dient jetzt nur mehr allein für den menschlichen Gebrauch. Ungefähr drei Monate später wird sie wieder gedeckt, und so geht es ihr ganzes Leben lang weiter. Kälbchen weg und Milch her. In manchen Fällen werden Kühe fast den ganzen Tag und die ganze Nacht intensiv gemolken. Die Kühe haben gigantische Euter bekommen, und viele der Tiere leiden unter schmerzhaften Euterentzündungen und Verletzungen durch die Melkmaschinen. Die Milchindustrie hat es geschafft, dass die Milchleistung einer Kuh in den letzten Jahrzehnten von cirka 1.500 Liter auf teilweise bis zu 10.000 Liter erhöht wurde. Über 19.000 Liter Milch innerhalb von 305 Tagen lieferte 2001 die Rekordkuh Jana. (8)

Ständige Zuchtauswahl auf kurzfristige Höchstleistungen, das Halten der Milchkühe in winzig kleinen Einzelverschlägen ohne Bewegungsmöglichkeit und die Ernährung mit Industrie-Kraftfutter anstatt mit natürlichem Heu, haben dies möglich gemacht. Sobald ihre Leistung jedoch nachlässt, etwa nach fünf Jahren, werden die erschöpften Wesen wegen ihres Fleisches verkauft. Jede achte Kuh, die beim Schlachter landet, ist trächtig. Aber auch daraus konnte der Mensch einen Nutzen für sich gewinnen: Das Blut der Kälberföten wird an die internationale Pharma- und Kosmetikindustrie abgeliefert.

*Wir **Hühner** sind sehr lebensfrohe, neugierige und gesellige Tiere, die in freier Natur in kleinen Gruppen mit einer sozialen Hierarchie leben und oft untereinander ungewöhnlich enge Freundschaften entwickeln. Viele von uns leben meist ihr ganzes Leben lang mit demselben Partner zusammen. Unsere Intelligenz wurde lange Zeit von euch Menschen unterschätzt, da unser Gehirn einfacher aufgebaut schien als jenes der Säugetiere. Mittlerweile habt ihr erkannt, dass auch wir ein hoch entwickeltes Denkver-*

mögen besitzen: Wir können vorausdenken, voneinander lernen und geben unser Wissen gezielt an unsere Kinder weiter. Bereits einige Tage vor dem Schlupf geben unsere Küken im Ei Laute von sich, die von ihrer Mutterhenne beantwortet werden. Dadurch wird die Mutter-Kind-Beziehung aufgebaut und gestärkt. Desweiteren hilft es den Kleinen, die Stimme ihrer Mutter kennenzulernen.

Wie jedes andere Lebewesen besitzt auch jedes Huhn seine eigene Persönlichkeit. So gibt es welche, die sich euch Menschen gegenüber eher gleichgültig verhalten (jedoch immer friedvoll), andere wiederum sind zu sehr intensiven Beziehungen zu euch fähig und wünschen sich nichts sehnlicher als eure Nähe. Sie freuen sich sichtlich, wenn ihr nach Hause kommt, sind unendlich dankbar für jede Art von eurer Zuneigung und lieben es besonders, wenn ihr sie sanft streichelt.

In der Wildnis fliegen wir gerne auf Bäume, wo wir auch unsere Nächte geschützt verbringen. Wir nehmen gerne „Sandbäder" und haben großen Gefallen daran, uns zu strecken und unser Gefieder mit dem Schnabel zu ordnen. Was viele von euch nicht wissen ist, dass wir einige Jahre brauchen, bis wir ganz ausgewachsen sind und ursprünglich nur sechs bis zwölf Eier pro Jahr legen. Von unseren Artgenossen in den Tierfabriken werden bis zu 300 Eier jährlich verlangt.

Wenn ich an Hühner denke, erinnere ich mich häufig an die Geschichte meiner Mutter und ihrem Hahn Dilly: Als sie noch ein Kind war, hatten ihre Eltern Hühner.

Dilly, ein sehr menschenbezogener Vogel, war Mutters Lieblingshahn. Er ging mit ihr spazieren, erwartete sie am Zaun, wenn sie von der Schule heimkam, und verbrachte seine Zeit häufig wie ein treuer Hund an ihrer Seite. Ihre Beziehung endete jedoch damit, dass meine Mutter ihren Freund Dilly eines Tages gebraten auf dem Mittagstisch vorfand und ihn essen musste. Diese Geschichte hat mir gezeigt, dass auch Hühner, ebenso wie alle anderen Tierarten, einzigartige Geschöpfe mit einem einzigartigen Wesen sind.

Wie ergeht es den Hühnern im Allgemeinen? Tatsache ist, dass nur sehr wenige Hühner in Freilandhaltung leben dürfen. Der Großteil von ihnen wird unter schlimmsten Bedingungen in Mastbetrieben gezüchtet und gehalten. Sämtliche Küken werden dort maschinell ausgebrütet, wodurch diesen Tieren die Gelegenheit, ihr natürliches Sozialverhalten ausleben zu können, völlig genommen wird. Weibliche Küken werden in Lege- und Masthühner eingeteilt. Männliche haben in der Legeindustrie kein Lebensrecht, weil sie keine Eier legen können. Auch in der Masthuhnindustrie gibt man meistens den weiblichen den Vorzug, weil sie schneller wachsen. So werden unzählige männliche Küken nach ihrem Schlüpfen am Fließband von Menschenhand aussortiert und entweder vergast oder lebend in einen Hexler geworfen und zu blutigem Mus verarbeitet, das dann als Hunde- und Katzenfutter verkauft wird. Auf diese Weise sterben alleine im kleinen Land Österreich fast 7 Millionen männliche Eintagsküken pro Jahr, weil sie, laut Mensch, das falsche Geschlecht haben. Zusätzlich kommen rund 4 Millionen Eintagsküken beiderlei Geschlechts dazu, weil sie zu lange zum Schlüpfen brauchen. Die großen Brutmaschinen bebrüten die Eier genau 21 Tage. Danach werden alle noch nicht geschlüpften Küken zusammen mit den Eierschalen lebendig „entsorgt".

Legehühner dürfen laut EU-Recht noch bis Ende 2011 in konventionelle Käfigen gehalten werden, in denen jedem Huhn ein Lebensraum von nur 550 cm², das ist weniger als die Größe eines DIN-A4-Blattes, zusteht. Ab 2012 soll es nur mehr „ausgestaltete Käfige" geben, welche eine Nuance größer sind und 750 cm² pro Huhn vorsehen. In Österreich ist seit 1.1.2009 die konventionelle Käfighaltung verboten, in Deutschland seit 1.1.2010. Aber auch die Bodenhaltung bedeutet für die Legehühner eine Qual. Meistens müssen sie ihr Leben lang in einer großen, fensterlosen Halle verbringen, in der die Anzahl der Hennen so groß ist, dass sie kaum mehr Platz haben als in der Käfighaltung. Häufig werden Zehntausende Vögel in nur einem Raum eingesperrt. Laut Gesetz dürfen bis zu sieben Tiere pro Quadratmeter gehalten werden, doch dies wird nicht immer eingehalten. Die Tiere haben so kaum eine Möglichkeit, ihre Flügel auszubreiten und herumzulaufen, keine Gelegenheit zum Nestbau, zum Scharren, Picken und das Leben zu erforschen und zu genießen. Sie dürfen niemals das Sonnenlicht erblicken. Als Futter erhalten sie oft ihre verstorbenen Artgenossen, gemischt mit Tiermehl, Zement, Antibiotika und anderen Medikamenten. Bis zu zwanzig Stunden pro Tag werden die Legehennen mit künstlichem Licht bestrahlt, damit sie mehr

Eier legen. Aufgrund all dieser schrecklichen Umstände weisen die Hühner schwere Verhaltensstörungen auf und beginnen, sich gegenseitig zu bepicken. Um dem vorzubeugen, schneidet man ihnen – natürlich auch das ohne Betäubung – einfach die Schnäbel ab. Nicht jedes Tier überlebt dieses grauenhafte Dasein und stirbt vorzeitig an Stress, Verletzung oder Krankheit. Die, die überleben, landen nach etwa fünfzehn Monaten intensivstem Eierlegen als Suppenhuhn in den Kühlregalen oder im Haustierfutter.

Eine weit kürzere Lebenszeit gesteht der Mensch den Masthühnern zu: Dies sind gemästete Hühnerkinder, die ihr Schlachtgewicht bereits mit sechs bis acht Wochen erreicht haben. Bereits nach der zweiten Mastwoche leidet der Großteil am sogenannten „Beinschwächesyndrom", das heißt, die Tiere können nicht mehr richtig stehen und brechen unter ihrem eigenen Gewicht zusammen. Etliche von ihnen sterben bereits während der Mast, für sie waren die Qualen zu groß. Masthühner werden immer in „Bodenhaltung" gehalten. Da jedes Hühnchen dem Mäster nur wenige Cent Gewinn bringt, werden sie oft zu vielen Tausenden auf einmal gehalten, sodass eine enorme Enge für jedes einzelne Tier entsteht. Nach EU-Richtlinien sind 42 kg Masthuhn pro Quadratmeter erlaubt – das sind bis zu 30 Tiere pro Quadratmeter!

Nicht nur die Schweine, Rinder und Hühner erfahren durch den Menschen die Hölle auf Erden, sondern auch unzählige andere Tierarten.

Gänse, die Wassertiere und ausgesprochen intelligent und sozial sind, werden in kleinsten Käfigen im Dunklen gehalten. Die Produktion von Stopfleber ist zwar in Österreich und Deutschland verboten, jedoch wird sie immer noch sehr gerne und in großen Mengen aus Ländern wie Frankreich, Ungarn und Polen importiert. Die Tiere werden dafür mehrmals täglich festgeklemmt und bekommen ein 50 cm langes Metallrohr tief in den Schlund gesteckt, durch den 1 kg Mastbrei in ihre Mägen gepresst wird. Nach dem Stopfen werden die Hälse der Vögel mit starken Gummibändern blockiert, um zu verhindern, dass sie das Futter wieder auswürgen. Viele Tiere gehen an zerrissenen Speiseröhren oder geplatzten Mägen qualvoll zugrunde. 12 bis 15 Prozent der Gänse schlagen ihren Kopf nach dem ersten Stopfen selbst so lange auf den Boden, bis sie sterben. (9)

Die Tiere, die überleben, haben nach cirka vier Wochen eine krankhaft verfettete Leber entwickelt, die das Zehnfache des Normalgewichts wiegt. In manchen Gegenden werden die Füße der Vögel auf ein Brett genagelt, damit sie sich nicht bewegen können und rasch an Gewicht zunehmen. „Moderne" Produzenten verwenden kleine Behälter, in die die Körper der Gänse gezwängt werden. Dabei wird völlig vergessen, dass Gänse äußerst soziale Lebewesen sind. In freier Natur wählen sie einen Partner auf Lebenszeit und gehen mit ihm und den Kindern sehr liebevoll und beschützend um. Ist ein Artgenosse von ihnen verletzt oder krank, sind sie für ihn da, füttern ihn und weichen kaum von seiner Seite. Wird ihr Partner getötet, verbringen viele dieser Vögel den gesamten Rest ihres Lebens allein. Für lange Flüge fliegen viele Gänse gemeinsam in der charakteristischen V-Formation, sodass die vorderen Gänse den Luftwiderstand der hinteren verringern. Zuvorkommend und freundschaftlich wechseln sich die Vögel ab, wenn die vorderen in der führenden Position müde werden. In den Mastbetrieben haben diese Tiere jedoch niemals die Chance, ihre sozialen Bedürfnisse auszuleben, zu fliegen oder im Wasser zu schwimmen und zu tauchen. Ebenso ergeht es den Enten.

An immer größer werdender Beliebtheit erfreut sich das Kaninchenfleisch. In Europa werden mittlerweile rund 400 Millionen Kaninchen für die Fleisch- und Pelzgewinnung pro Jahr gezüchtet. Da es für diese Tiere keine Tierschutzbestimmungen gibt, werden sie entsprechend misshandelt. Sie haben niemals die Chance zu hoppeln oder zu graben, denn sie werden zusammen mit anderen Artgenossen in winzige Käfige gesperrt, die, um Platz zu sparen, oft übereinander in den abgedunkelten Hallen gestapelt werden. Gegenseitige Verstümmelungen, Krankheiten und vorzeitiger Tod stehen an der Tagesordnung. Zwischen 30 – 50 Prozent der Kaninchen verenden, bevor sie ihr Schlachtgewicht erreicht haben. (10)
Um so viele Kaninchen wie möglich zu produzieren, werden die Muttertiere ständig gedeckt. Manchen Müttern wird dies zu viel, und so kann es sein, dass sie aus Verzweiflung ihre Jungen totbeißen oder selbst an Überlastung sterben.

Da die Putenbrust ein besonders beliebtes Fleischprodukt ist, züchtet und mästet der Mensch den natürlicherweise flug- und lauffreudigen Puten eine so große Brust an, dass viele nur noch liegen und rutschen können, weil ihre Beine dem viel zu schweren Gewicht nicht gewachsen sind. Es ist ihnen deshalb auch nicht mehr möglich, sich auf natürlichem Weg fortzupflanzen. Trotz großen Einsatzes von Antibiotika und anderen Medikamenten sterben bis zu 10 Prozent der Tiere bereits während der Mast.

Da auch Fisch in den letzten Jahren zum Massenprodukt geworden ist, werden jährlich über 120 Millionen Tonnen Fisch aus den Ozeanen gefischt. (11).

Dabei werden bis zu 40 Millionen Tonnen Beifänge (nicht kommerziell genutzte Fischarten) entweder zu Fischmehl verarbeitet, oder als Abfall wieder über Bord geworfen – auch Schildkröten, Wale, Delfine und Seevögel sind darunter. Insgesamt sterben rund 300.000 Wale, Kleinwale und Delfine durch die Fischerei, und das jahrein, jahraus. (12) Um die Überfischung der Ozeane zu reduzieren, wird nicht der Fischkonsum eingeschränkt, sondern hier soll die Intensivfischzucht als Lösung dienen. In diesen konventionellen Aquakulturen werden Millionen Fische (und auch viele andere Meerestiere) auf engstem Raum gehalten, wodurch die Tiere sehr anfällig für Krankheiten werden. Daher müssen Antibiotika und andere Medikamente in großen Mengen eingesetzt werden. Der Großteil dieser Zuchtfische wird mit Fischmehl, Wachstumshormonen und synthetischen Farbstoffen gefüttert. Dass dies alles nicht nur den Fisch selbst vergiftet, sondern auch seine Konsumenten, wird verschwiegen. Auch wenn Fische nicht schreien können, können sie Schmerz empfinden und sterben somit beim Fischfang oder während ihrer konventionellen Aufzucht meistens einen langsamen und qualvollen Tod.

Aber auch Schafe, Pferde, sämtliche Wassertiere und exotische Tiere werden vom Menschen unter schöpfungswidrigen und würdelosen Umständen für den Verzehr behandelt und getötet. Unsere kindlich-naive Vorstellung vom idyllischem Bauernhof ist leider nur mehr eine Vorstellung und hat mit der Realität nichts mehr zu tun. Die kleinen Bauern, die einige wenige Tiere auf ihrem Hof versorgen, sind mittlerweile eine Seltenheit. Diese werden nach und nach durch Großkonzerne ersetzt, denen es möglich ist, Tausende dieser Tiere zu züchten.

Für viele der Tiere endet ihr Leid und Leben nicht direkt im Aufzuchtbetrieb, sondern für sie geht es weiter in die zweite Hölle – den Schlachtbetrieb. Auf dem Weg dorthin erblickt der Großteil der Tiere zum ersten Mal Tageslicht, doch gleichzeitig auch leider zum letzten Mal. Hühner beispielsweise werden in großer Anzahl in kleine Transportkisten gestopft und dann auf Lastwagen geladen. Wenn man bedenkt, dass in manchen Großbetrieben von einem Arbeiter erwartet wird, etwa 100 schreiende Vögel in dreieinhalb Minuten zu verpacken, kann man sich vorstellen, wie unsanft das vor sich geht. (13)

Leider gibt es kein Gesetz, das diese Hühner schützt.

Aber auch den anderen Schlachttierarten, wie den Schweinen und Rindern, geht es nicht besser. Da sich viele dieser Tiere nie bewegen durften, sind ihre Knochen, Bänder und Sehnen schwach und untrainiert. Doch auf einmal müssen sie laufen. Vielen brechen die Knochen, ihre Muskeln und Sehnen reißen. Da im Akkord gearbeitet wird, hat man keine Zeit für die Verletzten und schlägt mit Eisenstöcken und Elektroschocks auf sie ein, bis sie es mit letzter Kraft auf den LKW geschafft haben. Dass Tiertransporte von enormer Brutalität geprägt sind, enthüllen uns immer wieder Dokumentationen oder Aussagen von Insidern. Jährlich überqueren 250 Millionen Schlachttiere Europas Grenzen, bis sie an einem Schlachthof in Österreich, irgendwo in Europa oder fürs Schächten in muslimische Länder zumeist völlig erschöpft und schwerst verletzt ankommen. Der Grund, warum Tiere immer lebend transportiert werden, ist, dass es wesentlich billiger ist. Einerseits müsste die Beförderung von Fleisch gekühlt werden, andererseits muss für die Einfuhr von Fleisch in der EU bezahlt werden, während lebende Tiere zollfrei transportiert werden dürfen. Endlich am Schlachtort angelangt, ist in vielen Fällen wieder Gewalt notwendig. Da die Tiere das Blut und die Schreie ihrer Artgenossen wahrnehmen und ihren Tod erahnen, haben sie panische Angst, weiterzugehen. Doch dem wird mit Schlägen und Elektroschocks wieder entgegengewirkt. Die, die vor Erschöpfung oder wegen ihrer Verletzungen trotz aller Folter nicht mehr gehen können, werden in den Schlachthof geschleift. In den Betrieben werden Rinder, Pferde und Schafe durch Hammerschläge oder Bolzenschussapparate betäubt, Schweine und Geflügel durch einen Stromschlag oder Gas. Leider passiert es immer wieder, dass Tiere unzureichend oder unkorrekt betäubt werden, sodass sie aus ihrer Betäubung wieder erwachen oder gar nicht betäubt sind. So werden dann diesen armen Geschöpfen bei vollen Bewusstsein die Ohren und Gliedmaßen abgetrennt und ihnen unter angstvollem Gebrüll die Kehle durchgeschnitten. Schweine und Geflügel kommen in siedendes Wasser, damit sie ihre Borsten und Federn verlieren. Die armen, fehlbetäubten Tiere werden so lebendig verbrüht und gekocht, bis sie letztendlich ertrinken. Ein entsetzliches Ende nach einem entsetzlichen Leben.

Ein grauenhafter Schlachtvorgang ist auch das Schächten, das betäubungslose Töten. Die Schächtung gilt im Judentum und im Islam als religiöse Vorschrift, daher wird auch bei uns diese Art der Schlachtung aus Rücksicht auf Glaubenstraditionen genehmigt. Dabei wird das Tier bei den Hinterbeinen aufgehängt, während man ihm anschließend bei vollem Bewusstsein die Halsschlagader durchgetrennt, sodass es langsam ausblutet. Viele von ihnen erbrechen, versuchen zu schlucken und nach Luft zu schnappen, zappeln und verdrehen die Augen, sie kämpfen ums Überleben, denn auch ihnen ist ihr Leben wichtig und wertvoll.

Das nett verpackte Stück Fleisch im Kühlregal, die Wurst in lieblicher Herzform oder der duftende Braten in der Küche lassen uns die unbeschreiblichen Qualen, die diese armen Geschöpfe erlebt haben, geschickt vergessen. Doch sie sind immer noch da, gespeichert in jeder Zelle ihres Fleisches. Und mit Messer und Gabel nimmt der Mensch all dies in sich auf – Angst, Leid, Stress, Hilflosigkeit, Trauer, Krankheit und Tod, sodass es Teil seines Körper-Geist-Komplexes wird, denn der Mensch ist, was er isst.

Hier einige Aussagen von Schlachthausarbeitern.

„Die Mehrzahl von Kühen, die sie aufhängen, ist noch am Leben. Sie öffnen sie. Sie häuten sie. Sie sind immer noch am Leben. Ihre Füße sind abgeschnitten. Sie haben ihre Augen weit aufgerissen, und sie weinen. Sie schreien, und du kannst sehen, wie ihnen die Augen fast herausspringen." (14)

„Ein Arbeiter hat mir erzählt, wie eine Kuh, die mit ihrem Bein in dem Boden eines Lasters steckengeblieben war, zusammengebrochen ist. „Wie hast du sie lebendig herausgekriegt?", habe ich ihn gefragt. „Oh", sagte er „wir sind einfach unter den Laster gegangen und haben ihr Bein abgeschnitten." Wenn jemand dir das sagt, weißt du, es gibt viele Dinge, die dir niemand sagt." (15)

„Einmal nahm ich ein Messer – es ist scharf genug – und schnitt das Ende der Nase eines Schweins ab, so wie ein Stück Frühstücksfleisch. Das Schwein wurde für ein paar Sekunden verrückt. Dann saß es einfach da und sah

dumm aus. Also nahm ich eine Handvoll Salzlake und rieb es ihm in die Nase. Jetzt flippte das Schwein wirklich aus und schob seine Nase überall in der Gegend herum. Ich hatte immer noch etwas Salz übrig auf meiner Hand und steckte es direkt in den Arsch des Schweins. Das arme Schwein wusste jetzt nicht mehr, ob es scheißen oder blind werden sollte." (16)

„Ich habe die Bilder alle noch im Kopf – sie holen mich teilweise nachts aus dem Schlaf. Viele Kopfschlächter sind Alkoholiker und gehen mit den Tieren um, als wären sie der letzte Dreck. Wenn die Tiere in der Früh geliefert werden – sie kommen irgendwo aus Dänemark oder aus dem Sudentenland, die Schweine und Rinder, werden sie einfach reingetrieben, abgeschossen und aufgehängt. Viele leben noch, doch sie werden schon durchgeschnitten. Und dann läuft das Blut aus den Bullen. Derweil wird von manchen Schlächtern das Blut gesoffen, manche hauen sich Salz, Pfeffer und ein Ei rein, andere saufen es pur – lauter so Dreckszeug. Das war nicht mehr meine Welle. Ich kann es nicht mehr, ich will auch nicht – ich habe selbst zwei Hunde und bin ein Tierfreund. Oder bei den Spanferkeln, die die Leute draußen fressen – die Quiekerei und die Schreie von den Kleinen – sie ahnen, spüren, wenn sie geschlachtet werden sollen. Wenn es einer nicht kann, wird verkehrt geschossen oder gestochen dann leben diese Tiere noch, und viele werden bei lebendigem Leib geschlachtet." (17)

„Ich erinnere mich an einen Bullen, auf den zwei-

mal geschossen wurde, der aber unerschütterlich stand. Der Viehhändler nahm dann einen großen Hammer und schlug ihn auf die Stirn, was ihm auch nichts ausmachte, worauf der Metzgermeister dann auch noch einmal draufschlug. Der Bulle brach zusammen. Er blutete aus Maul und Nase, rappelte sich aber wieder auf, stand dort und zitterte am ganzen Körper.“(18)

„Ich habe lebendiges Rindfleisch gesehen. Ich habe sie muhen gehört, wenn die Leute das Messer anlegten und versuchten, die Haut abzunehmen. Ich denke, dass es grausam für das Tier ist, so langsam zu sterben, während jeder seine verschiedenen Jobs an ihm ausführt.“ (19)

Auch der folgende kurze Eindruck der Erfahrungen, die die Veterinärstudentin Christiane M. Haupt während ihres sechswöchigen Pflichtpraktikums in einem Schlachthof machte, stimmen nachdenklich. „Mehr als die Hälfte des Praktikums ist vorüber, als ich endlich in die Tötungshalle gehe, um sagen zu können: „Ich habe gesehen.“ Hier schließt sich der Weg, der vorne an der Laderampe beginnt. Der kahle Gang, in den alle Pferche münden, verjüngt sich und führt durch eine Tür in einen kleinen Wartepferch für jeweils vier oder fünf Schweine. Sollte ich je den Begriff „Angst“ bildlich darstellen, ich würde die Schweine zeichnen, die sich hier gegen die hinter ihnen geschlossene Tür zusammendrängen, ich würde ihre Augen zeichnen. Augen, die ich niemals mehr vergessen kann. Augen, in die jeder sehen sollte, den es nach Fleisch verlangt.“ (20)

Von dem deutschen Schriftsteller Jean Paul stammt der Ausruf: „Gerechter Gott! Aus wie vielen Marterstunden der Tiere lötet der Mensch eine einzige Festminute zusammen."

Liebe Leserin, lieber Leser, stellen Sie sich einmal vor, ihrem geliebten Hund oder ihrer geliebten Katze würde es so ergehen. Alle Tiere, die im Schlachthaus landen, sind letztendlich genauso wie ihr tierischer Freund zu Hause: einzigartige, fühlende Individuen, in denen das Bedürfnis nach einem natürlichen, artgerechten und freien Leben existiert. An dieser Stelle möchte ich betonen, dass die Schlachthausarbeiter und Fleischproduzenten nicht die alleinigen Verantwortlichen für diese Gräueltaten sind, sondern auch jene, die den Auftrag für diese Gewalttaten geben und sie durch ihr Kaufverhalten in ihrem Tun bestätigen und unterstützen – die Konsumenten.

Viele Menschen entscheiden sich erst einmal für den Umstieg auf Biofleisch. Das ist natürlich ein erster, sehr wichtiger Schritt, da die Tiere meist ein angenehmeres Leben haben als ihre Artgenossen in den Massentierhaltungen. Doch auch sie werden eines Tages in ihre Endstation „Schlachthof" gebracht und sterben dort lange Zeit vor ihrer natürlichen Lebenserwartung, und meistens einen ebenso langsamen und qualvollen Tod. Auch wenn man es uns über die Werbung immer wieder einreden möchte – kein Tier ist jemals freiwillig und glücklich für uns Menschen gestorben!

Wir alle wissen aus Horrorfilmen, Steven-King-Romanen und Albträumen, wie es ist, gequält, verfolgt und getötet zu werden. Und diese Horrorszenarien machen wir für die Tiere zur alltäglichen Realität, obwohl wir ihr Fleisch nicht nur nicht zum Überleben brauchen, sondern ohne Fleischverzehr gesünder und glücklicher leben könnten.

Wenn wir dieses Leid also nicht mehr unterstützen wollen, können wir dies nur dadurch erreichen, indem wir auf Fleisch verzichten und uns der Natur anvertrauen, die uns in jedem Augenblick mit einer Fülle und Vielfalt an Pflanzen in Form von Obst, Gemüse, Salat, Getreide, Hülsenfrüchten, Samen, Wurzeln, Kräutern und vielem mehr versorgt.

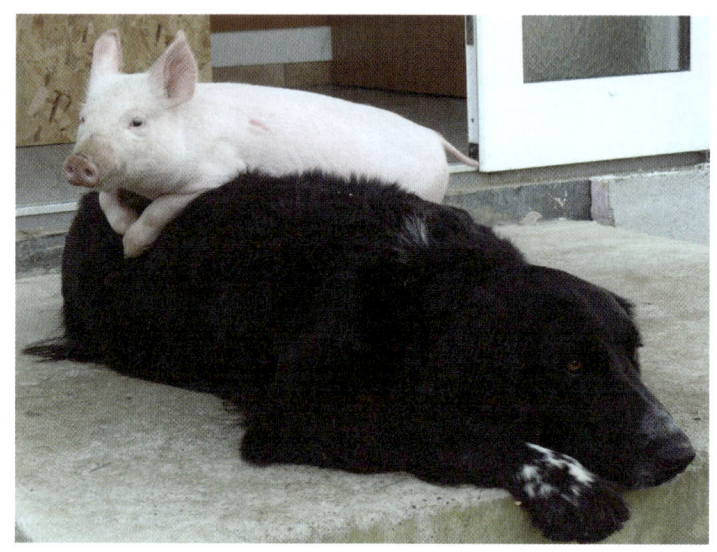

Wahre Tierliebe schließt <u>alle</u> Tiere mit ein.

Was ist mit der Milch?

*„Es gibt keinen Grund, Kuhmilch in irgendeinem
Lebensalter zu trinken.
Sie ist für Kälbchen gedacht, nicht für Menschen,
und wir sollten alle aufhören,
sie zu trinken, noch heute Nachmittag."*

Dr. Frank Oski, ehemaliger Direktor der Kinderabteilung
an der John Hopkins University (USA)

Milch wird als gesundes, notwendiges Nahrungsmittel stark beworben. Sie soll ein wichtiger Bestandteil des Speiseplans sein, Osteoporose vorbeugen und ein besonders wertvoller Kalzium- und Eiweißlieferant sein. Aber ist das tatsächlich so? Es werden immer mehr Stimmen laut, dass Milch und Milchprodukte unsere Gesundheit belasten und Zivilisationserkrankungen wie Mittelohrentzündungen, Allergien, Asthma, Diabetes, Hauterkrankungen, Migräne, Grauer Star, Bronchitis, Eisenmangel-Anämie, Krebs, Osteoporose, Parkinson, Blähungen, Durchfall, Verstopfung, Morbus Crohn, Colitis und Herz-Kreislauferkrankungen fördern. Schauen wir uns daher die Wirkungsweise der Milch und der daraus hergestellten Produkte genauer an.

Muttermilch ist an sich die am besten geeignete Nahrung für den Säugling, bis er in der Lage ist, feste Nahrung zu sich zu nehmen. Milch ist jedoch nicht gleich Milch, da ihre Zusammensetzung artspezifisch auf den jeweiligen

Nachwuchs genau abgestimmt ist. So enthält die Kuhmilch etwa 3,5 Prozent Eiweiß und vier bis fünfmal mehr Kalzium und Phosphor als menschliche Muttermilch, weil das Kalb eine ganz andere Entwicklung wie das Menschenkind durchmacht. Es muss innerhalb von 47 Tagen sein Gewicht verdoppeln und innerhalb eines Jahres mehrere hundert Kilo schwer sein. Menschenbabys werden lange von ihren Müttern getragen, sie verdoppeln ihr Gewicht erst innerhalb von 180 Tagen und benötigen viele Jahre, bis sie ausgewachsen sind. Bei ihnen steht die Gehirnentwicklung an erster Stelle, nicht das Skelettwachstum, da sie in der Natur nicht wie Kälber vor Feinden flüchten müssen. Daher enthält die menschliche Muttermilch nur 1,4 – 2,5 Prozent Eiweiß, weit weniger Kalzium und Phosphor, aber fast doppelt so viel Milchzucker (Laktose) wie die Kuhmilch, da dieser notwendig ist, um im Körper Myelin herzustellen, das die im Wachstum befindlichen Nervenfasern schützend umhüllt. Zu wenig Laktose kann somit die Entwicklung des Nervensystems und des Gehirns beeinträchtigen. (1)

Tiere wissen instinktiv, dass sich die Muttermilch anderer Arten von der eigenen unterscheidet, und deshalb trinkt normalerweise keine Katze beim Hund, kein Hund bei der Kuh, keine Kuh bei der Ziege und keine Ziege beim Menschen. Nur der Mensch glaubt, dass er Milch von einer anderen Spezies braucht, und das sogar noch im Erwachsenenalter. Da diese Vorgangsweise wider die Natur ist, ist unser Körper auch nicht optimal dafür ausgerüstet.

Um Milch verdauen zu können, braucht man das Enzym Laktase. Es ist nötig, um die Laktose in der Milch aufzuspalten. In der Stillphase wird das Enzym ausreichend im Körper produziert, aber danach verliert der Körper diese Fähigkeit, entweder zum Großteil oder ganz. Deshalb ist es auch vollkommen normal, dass etwa die Hälfte der Weltbevölkerung Schwierigkeiten hat, Milch zu verdauen und beim Konsum milchhaltiger Produkte beispielsweise mit akuten Verdauungsbeschwerden wie Bauchschmerzen, Blähungen, Durchfällen oder Erbrechen reagiert. In Afrika vertragen 98 Prozent der dunkelhäutigen Bevölkerung keine Milch und Milchprodukte, auch der Großteil der Asiaten ist nicht in der Lage, den Milchzucker in den Milchprodukten zu verdauen. Die Europäer haben sich den veränderten Ernährungsgewohnheiten am ehesten angepasst und können Milchzucker leichter vertragen, doch auch hier leiden viele an einer Laktoseintoleranz. In Österreich und Deutschland sind es etwa 20 – 25 Prozent. Laktoseintoleranz ist die häufigste Nahrungsmittel-Unverträglichkeit, sie ist jedoch keine Krankheit, sondern eine sinnvolle Reaktion des Körpers, die uns darauf hinweist, dass wir weder ein Baby noch ein Kalb sind. Der Milchindustrie ist es natürlich wichtig, dass ihre Milch trotz allem in Massen verkauft wird. Als Lösung bietet sie nun auch laktosefreie Milch und Milchprodukte an. Doch es ist fraglich, ob die nicht artgerechte und altersgemäße Nahrung durch ihre massive Bearbeitung zu einem gesunden Lebensmittel für den Menschen werden kann.

Auch enthält die Milch weiterhin die dickflüssige, klebrige Eiweißsubstanz Kasein. Das Kälbchen produziert sehr große Mengen an Rennin, ein Enzym, das das Kasein verdauen kann. Menschenbabys bilden sehr wenig Rennin, da die Milch ihrer Mutter siebenmal weniger Kasein enthält als Kuhmilch. Und Erwachsene bilden überhaupt kein Rennin mehr, wodurch das Kasein von ihnen nicht verarbeitet werden kann und ihren Organismus belastet. Kasein verklebt und reizt die menschlichen Darmzotten und beeinträchtigt dadurch die Nährstoffaufnahme. Darüber hinaus ist das Kasein jeder Spezies ein anderes, da Eiweiße immer artspezifisch sind. Das Kasein der menschlichen Muttermilch hat also eine andere Struktur als das einer anderen Tiermilch. Der menschliche Körper hat aus diesem Grund nicht nur ein quantitatives, sondern auch ein qualitatives Problem mit dem artfremden Kasein.

Außerdem ist Milch ein zu starker Schleimbildung führendes Nahrungsmittel, wodurch unter anderem Atembeschwerden, Erkältungen und Allergien verstärkt auftreten können. Warum entsteht dieser Schleim überhaupt? Immer dann, wenn Fremdkörper in den Körper gelangen, sondert er zum Schutz des Atem- oder Verdauungssystems einen Film aus Schleim aus. Der Schleim umhüllt die Fremdstoffe, damit sie unschädlich aus dem Körper hinaustransportiert werden können. Milch und ihre Bestandteile, wie beispielsweise das Kasein, werden als Fremdkörper registriert und regen die Schleimbildung an. Der Milchkonsum stellt somit immer eine Belastung unseres Immunsystems dar.

Im Vergleich zur menschlichen Milch enthält die der Kuh auch einen viel höheren Anteil an gesättigten Fettsäuren. Diese Fette können dazu beitragen, den Cholesterinspiegel zu erhöhen und Arteriosklerose, Bluthochdruck, Herzinfarkt und Alzheimer begünstigen. Der Ernährungswissenschaftler Joel Fuhrmann schreibt in seinem Buch *Milch, Quelle der Gesundheit oder Krankheit?*: „Der Zusammenhang zwischen Ernährung und Blutcholesterinspiegel wurde an Säuglingen, Kindern und Erwachsenen bewiesen. Sogar im Alter von sechs Monaten haben Kleinkinder, die Kuhmilch bekamen, einen viel höheren Cholesterinspiegel als Kinder, die mit Muttermilch ernährt wurden."

Ähnlich wie Fleisch sind auch in der Milch Giftstoffe zu finden, die das Rind über seine Nahrung aufgenommen hat. So enthalten Milchprodukte etwa fünfmal so viele Pestizide als pflanzliche Nahrungsmittel. Wie in allen tierischen Produkten kann die Milch pharmazeutische Wirkstoffe enthalten. Da der Einsatz von Medikamenten in der Tierhaltung erlaubt, ja, sogar notwendig ist, findet man diese in der Milch wieder.

Durch die riesigen, unnatürlichen Milchmengen, die eine Kuh heutzutage produzieren muss, erkranken viele von ihnen an Mastitis, einer Entzündung der Milchdrüsen. Dadurch können Bakterien, Eiter und Blut in die Milch gelangen, die der Konsument dann mitverzehrt.

Auch die Behandlungsmethoden der Milch stimmen nachdenklich. In unseren Supermärkten bekommen wir keine natürliche Rohmilch angeboten, sondern nur pasteurisierte und homogenisierte Milch, wodurch die Struktur der Milchbestandteile auf unnatürliche Weise verändert und zahlreiche Enzyme, die für die Aufschließung von Milchprodukten notwendig sind, zerstört wurden. Interessant ist an dieser Stelle zu erwähnen, dass ein Kälbchen, das Milch von der eigenen Mutter in pasteurisierter Form bekommt, spätestens innerhalb eines halben Jahres, manchmal bereits nach wenigen Tagen stirbt. Wie kann nun ein und dieselbe Milch einerseits ein Kalb töten, für das diese Milch von Natur aus geschaffen wurde, und andererseits dem Menschen, also einer völlig anderen Art, Gesundheit schenken? Hat sich die Natur geirrt und einen Fehler begangen?

Im Gegensatz zur menschlichen Muttermilch enthält Kuhmilch keine Bestandteile, um das Wachstum des Lactobazillus Bifidus, der für den Aufbau eines gesunden Darmmilieus des menschlichen Säuglings unbedingt notwendig ist, zu begünstigen.

Dass der Kuhmilchkonsum auch für Kinder nicht unbedenklich ist, wurde bereits im Juni 1999 im *Lancet Medical Journal* veröffentlicht: „Mit Kuhmilch gefütterte Babys sind besonders anfällig für Diabetes Typ 1." Und auch die amerikanische Akademie für Kinderheilkunde warnte, dass die Gabe von Kuhmilch an Säuglinge mitverantwortlich für die Zerstörung der insulinproduzierenden Zellen sei.

Am zunehmenden Auftreten von Allergien ist nicht zuletzt der Milchkonsum beteiligt, denn Milch und Milchprodukte zählen neben synthetischen Arzneimitteln, glutenhaltigen Nahrungsmitteln und Fertigprodukten zu den bekanntesten Allergieauslösern.

Ferner wird die Kuhmilch in mindestens drei umfassenden Studien, die im *American Journal of Dermatology* zusammengefasst wurden, mit der Entstehung von Akne und anderen Hauterkrankungen in Verbindung gebracht. Forschungsergebnisse zeigen, dass Milchtrinker ein um 44 Prozent erhöhtes Risiko haben, Hautprobleme in Form von Akne zu entwickeln.

Milchprodukte können auch das Krebsrisiko erhöhen. Verschiedene langjährige Studien haben enthüllt, dass eine höhere Aufnahme von Milchprodukten das Risiko bei Männern, an Prostatakrebs zu erkranken, um etwa 30 Prozent erhöht und bei Frauen Brust- und Eierstockkrebs fördern kann.

Oft wird behauptet, dass Milch ein unerlässlicher Kalziumlieferant ist, der zur Vorbeugung von Osteoporose benötigt wird. Es stimmt, dass Milch viel Kalzium enthält, jedoch sind nur etwa 30 Prozent des Kalziums für den Menschen verwertbar. Zudem enthält die Milch auch viele schwefelhaltige Aminosäuren und ist sehr phosphatreich, was wiederum zu einer erhöhten Kalziumausscheidung führt. Der hohe Phosphatgehalt bewirkt nämlich, dass etwa zwei Drittel des Kalziums im Darm zurückgehalten werden. Und das tierische Eiweiß in der Milch verursacht zusätzliche Kalziumverluste, weil es zu seiner Neutralisierung und Ausscheidung Mineralstoffe, beispielsweise Kalzium, benötigt. Daher wird die Milch von der modernen Ernährungsforschung nicht mehr als Kalziumlieferant, sondern als Kalziumräuber bezeichnet.

Wenn Kuhmilch so gesund wäre, warum weisen Länder, in der die meiste Kuhmilch getrunken wird, wie die USA, Europa, Großbritannien, Norwegen, Schweden und Finnland auch den höchsten Stand an Osteoporoseerkrankten auf? Und warum ist in Afrika und Asien, wo Milch und Milchprodukte kaum oder gar nicht konsumiert werden, diese Krankheit nahezu unbekannt? Kennen Sie selbst jemanden, der durch die Empfehlung seines Arztes, viel Milch zu trinken, wieder von seiner Krankheit Osteoporose geheilt wurde?

Bereits im Juni 1994 wurde in der Ärztefachzeitschrift *American Journal of Epidemiology* folgendes Ergebnis einer Studie veröffentlicht: „Von 78.000 Frauen hatten diejenigen, die die meisten Milchprodukte aßen, ein fast doppelt so hohes Risiko, einen Hüftknochenbruch zu erleiden, als diejenigen, die kaum oder wenig Milchprodukte aßen. Ferner beobachtete man über sechs Jahre lang eine Gruppe von Mädchen (zwischen dem 12. und 18. Lebensjahr) und untersuchte ihre Knochenentwicklung im Bezug zur aufgenommenen Kalziummenge. Man stellte fest: Die aufgenommene Kalziummenge hatte keinerlei Auswirkungen auf die Mineraliendichte ihrer Hüftknochen."

Auch im *Deutschen Ärzteblatt* stand am 17.4.2009, dass es selbst bei buddhistischen Nonnen, die sich vegan, also rein pflanzlich, ernähren, laut einer Studie keineswegs zu einem beschleunigten Rückgang der Knochendichte kommt.

Wichtige Kalziumlieferanten gibt es nämlich auch in der Pflanzenwelt. Empfehlenswert sind grünes Gemüse, Hülsenfrüchte, Nüsse, Sonnenblumenkerne, Kürbiskerne und Trockenfrüchte.

Letztendlich ist aber nicht die Kalziumzufuhr entscheidend. Dies beweisen uns neben den buddhistischen Nonnen auch die Frauen des afrikanischen Bantustamms. Sie essen sehr eiweißarm, und ihre tägliche Kalziumzufuhr beträgt nur 350 mg (uns werden täglich 1000 mg empfohlen, bei Osteoporose 1500 mg), sie bringen im Durchschnitt zehn Kinder zur Welt, die sie zwei Jahre lang stillen, leiden jedoch unter keinem Kalziummangel und kennen keine Osteoporose. Hingegen Eskimos, die sich durch Fisch sehr eiweißreich ernähren und eine sehr hohe Kalziumzufuhr pro Tag (etwa 2000 mg) aufweisen, haben gleichzeitig auch die höchste Osteoporoserate der Welt. Was ist der Grund dafür? Laut den Erkenntnissen der modernen Ernährungsforschung ist die Hauptursache für Osteoporose nicht in einer zu niedrigen Kalziumzufuhr zu finden, sondern in der Übersäuerung des Körpers, die einen Mineralstoffmangel hervorruft. Sehr eiweißreiche Ernährung, so, wie es bei den Eskimos der Fall ist, führt zwangsläufig zu einer Übersäuerung, fördert dadurch die Mineralstoffausscheidung und begünstigt eine Osteoporoseerkrankung.

Grundsätzlich gilt, dass Nahrungsmittel und Getränke, wie beispielsweise Milch, Milchprodukte, Fleisch, Wurst, Fisch, Mehlspeisen, Süßigkeiten, Fertigprodukte, Fast Food, Alkohol, Kaffee und Limonaden säurehaltig oder

-bildend sind. Sie benötigen große Mengen an Mineralstoffen (zum Beispiel Kalzium), damit sie im Körper neutralisiert und wieder ausgeschieden werden können. Aufgrund von zu viel Säure und zu wenig Mineralstoffen in der
Nahrung ist der Körper oft gezwungen, die notwendigen
Mineralstoffe für die Säureneutralisierung aus seinen eigenen Mineralstoffspeichern wie Knochen, Zähne, Gefäße,
Haut, Muskeln, Knorpel usw. zu verwenden. Dies fördert
logischerweise Krankheiten, sogenannte Mineralstoffman-
gelerkrankungen, zu denen auch die Osteoporose zählt.

Der Arzt und Ernährungsexperte John McDougall, erklärt: „Der Mythos, dass Osteoporose durch Kalziummangel verursacht wird, wurde erfunden, um Milchprodukte
und Kalziumpräparate zu verkaufen. Es ist nichts Wahres
dran. Die US-amerikanischen Frauen nehmen mit die
größten Kalziummengen auf, und trotzdem liegt ihre Osteoporoserate weltweit mit im höchsten Bereich. Der Konsum von noch mehr Milchprodukten und Kalziumpräpara-
ten wird an dieser Tatsache absolut nichts verändern."
    Neal Barnard, der Vorsitzende des Physicians Com-
mittee for Responsible Medicine (Ärztekomitee für verantwortungsbewusste Medizin), sagt zum Milchkonsum: „Es
ist kaum möglich, das Fernsehen einzuschalten und nicht
auf irgendeine Werbung zu stoßen, in der verbreitet wird,
dass Milch zu stärkeren Knochen beiträgt. In diesen Wer-
bespots wird nicht gesagt, dass nur 30 Prozent des Kalziums in der Milch vom Körper verwertet werden, oder dass
Osteoporose bei den Milchtrinkern am häufigsten auftritt.

Und sie helfen ihnen erst recht nicht dabei, die wirklichen Gründe des Knochenschwunds zu korrigieren."

Auch Charles Attwood, ein ehemals internationaler Referent, Bestsellerautor und Pionier auf dem Gebiet der Ernährung für Kinder, war sich gewiss: „Inzwischen scheint klar zu sein, dass Milch keine Lösung für Knochendichte ist. Ganz im Gegenteil, sie ist Teil des Problems."

Was können wir nun tun, um gesunde Knochen bis ins hohe Alter zu haben?

Auf der einen Seite ist es wichtig, damit aufzuhören, unseren Körper mit zu vielen säurehältigen und säurebildenden Getränken und Nahrungsmitteln sowie mit Lebensgewohnheiten wie Rauchen, Ärger, Stress, Sorgen, Schlafmangel und dergleichen zu belasten. Auf der anderen Seite ist es notwendig, auf eine gesunde und basische, also pflanzliche Ernährung, zu achten, den Körper ausreichend zu bewegen und ihn mit Vitamin D, das für die Kalziumverwertung benötigt wird, zu versorgen. Vitamin D produziert unser Körper mit Hilfe von Sonnenlicht, daher ist es förderlich, regelmäßig in der freien Natur zu sein.

Dass Milch und Milchprodukte für den Menschen kein Muss sind, bestätigt uns auch der Ernährungswissenschaftler und Mikrobiologe Robert O. Young: „Wie die meisten tierischen Nahrungsmittel sind Milchprodukte mit Hormon- und Pestizidrückständen sowie Pilzen belastet. Hinzu kommt noch, dass der Milchzucker weiteren Pilzen als Nahrung dient. Milchprodukte wirken von allen Lebensmitteln am stärksten schleimbildend, sind starke Säurebildner und können das Krebsrisiko erhöhen." Auch der weltweit führende epidemiologische Forscher im Bereich Ernährung und Gesundheit, Dr. Colin Campbell, erklärt: „Tatsächlich ist es so: Je höher der Konsum an Milchprodukten, desto höher auch das Risiko der Osteoporose, und nicht etwa umgekehrt. Und Prostatakrebs ist sehr eng gekoppelt mit dem Konsum von Milch. Auch mit der fettarmen. Die Milchindustrie hat bereits seit den 20er-Jahren einen enormen Erfolg damit, ein Umfeld in praktisch allen Teilen der Gesellschaft zu kultivieren – von Forschung und Lehre bis zu Public Relations und Politik, das uns glauben macht, Kuhmilch und ihre Produkte seien wie vom Himmel fallendes Manna. Machen Sie sich darüber keine falschen Vorstellungen: Die Milchindustrie hat praktisch alle Informationen über Gesundheit unter Kontrolle, die jemals an die Öffentlichkeit gelangen."

Das heißt, dass der Mensch fleißig und brav Milch trinken soll, dient zwar der Geldbörse der Milchindustrie, nicht aber unserer Gesundheit. Wäre dem nicht so, müssten alle Menschen, die ausschließlich pflanzliche Nahrung verzehren, längst krank oder tot sein. Tatsächlich sind diese im Durchschnitt mindestens genauso gesund, wie zahlreiche Studien belegen, sogar wesentlich gesünder, als diejenigen, die regelmäßig tierische Produkte zu sich nehmen. Dass die Milch kein geeignetes Nahrungsmittel für uns Menschen, mit Ausnahme der Muttermilch im Säuglingsalter, ist, darauf weist uns auch unser natürliches Empfinden hin: Kaum jemand verspürt beim Spaziergang über eine Weide das Verlangen, zu einer Kuh zu gehen und an ihren Eutern zu nuckeln, um seinen täglichen Eiweiß- und Kalziumhaushalt abzudecken. Auch hat niemand wirklich Freude daran, an der Brust der Nachbarsziege, seiner Hündin, Katze oder einer stillenden Menschenmutter zu trinken. Wir würden dadurch zwar natürliche Rohmilch, die im Vergleich zur säurebildenden, pasteurisierten und homogenisierten Milch im Supermarkt sogar leicht basen-bildend auf unseren Organismus wirkt, zu uns nehmen, doch spricht uns grundsätzlich der Anblick von Pflanzen, die uns die notwendigen Nährstoffe in ausreichender Form liefern, wesentlich mehr an. Die Schöpfung hat die Mutter-milch des Menschen für das Menschenbaby geschaffen, die Kuhmilch für die Kälber, die Rattenmilch für die Ratten-babys, die Hundemilch für die Welpen, die Schafsmilch für das Lamm usw. Für einen Erwachsenen ist die Brust keine geeignete Nahrungsquelle mehr, und weder die Kuh noch ein anderes Tier kann als Ersatzmutter herhalten.

Für eine Entwöhnung von der Tiermilch eignen sich beispielsweise Hafer-, Hanf-, Reis-, Soja-, oder Mandel-milch, die man auch wunderbar selbst herstellen kann. Doch auch diese Produkte sind keine Pflicht, sondern können die Umstellung erleichtern und als Gaumenfreude dienen.

Der Kuhmilchkonsum hat aber nicht nur gesundheit-liche Auswirkungen, sondern bedeutet in den meisten Fällen auch großes Tierleid: Aufgrund der Profitgier des Menschen hat man aus den Kühen „Hochleistungstiere" gemacht, deren jährliche Milchleistung man in den letzten Jahrzehnten von natürlicherweise 1.500 Liter (1950) auf bis über 10.000 Liter hochgezüchtet hat. Spitzenkühe schaffen sogar zeitweilig bis zu 16.000 Liter. Die Fütterung mit Kunstnahrung, die Selektionszucht, Produkte aus der Pharmaindustrie und das ständige unnatürliche Aufrechterhalten des Milchflusses der Kühe haben dies ermöglicht. Was viele Menschen bei ihrem Milchkonsum vergessen ist, dass eine Kuh ebenso wie wir nur dann Milch gibt, wenn sie ein Kind zur Welt bringt, um es mit Nahrung versorgen zu können. Eine Schwangerschaft dauert wie beim Menschen neun Monate, und das Kalb wird danach etwa zehn Monate gestillt. Mutter und Kind haben grundsätzlich eine sehr innige Beziehung zueinander. Da die Milchwirtschaft die Kuhmilch für den Menschen besitzen möchte, greift sie auf unnatürliche, leidbringende Weise ein: Die Kühe werden jährlich – meist künstlich – besamt, teilweise mit vorhergehender Hormonbehandlung, damit die Befruchtung auch ganz sicher klappt. Kommt das Kalb zur Welt, wird es innerhalb weniger Tage, oft schon ein paar Stunden nach der Geburt, der Mutter weggenommen, denn die Milch ist ja für den Menschen reserviert. Die Trennung ist für die Mutter und das Kälbchen ein traumatisierendes, schlimmes Ereignis. Das Junge ist verängstigt, der Mutterliebe, Fürsorge und Wärme entrissen, die Mutter ruft tagelang, manchmal wochenlang nach ihrem Kind. Die Kälbchen erhalten nun anstatt ihrer natürlichen Nahrung ein künstlich hergestelltes Milchaustauschgetränk. Auch ihr weiteres Schicksal gleicht einer Höllenfahrt. Weibliche Kälbchen werden selbst zu Milchkühen gemacht, die männlichen werden im Alter von 3 bis 4 Monaten zu Kalbfleisch verarbeitet oder verbrannt und zu Tiermehl vermahlen. Die getöteten Kälbchen dienen auch zur Herstellung von Käse, denn aus ihren Mägen wird das Enzym Lab entnommen, das für die Käseherstellung verwendet wird. Und so isst der Mensch sogar mit dem Käse Teile einer Tierkindleiche mit.

Die Kuh, die ihr Kind verloren hat, wird nun zweimal täglich auf äußerst unsensible Weise an die Melkmaschine angeschlossen, damit der Milchfluss nicht versiegt, sondern weiter künstlich aufrechterhalten werden kann. Was geht wohl in den Kühen vor, an denen nun eine Maschine saugt, anstatt ihres geliebten Babys? Schon das Jahr darauf folgt eine weitere künstliche Besamung. Die Kuh wird bis zum siebten Monat ihrer Schwangerschaft intensiv gemolken, in den letzten beiden Monaten ist die Milchproduktion unterbrochen, was auch als „Trockenstehzeit" bezeichnet wird. Erblickt ihr zweites Kind das Licht der Welt, ergeht es ihr wie beim ersten. Das Kälbchen kommt weg, damit die Milch den Menschen bleibt. Und wieder wird sie Monate, tagein, tagaus, teilweise sogar nachts an Melkmaschinen gehängt. Die Tiere leiden an Krankheiten wie schmerzende Euterentzündungen, Lähmungserscheinungen und Klauen- und Gelenkserkrankungen, wodurch der Einsatz von Antibiotika und anderen Medikamenten notwendig ist. Nach etwa drei Schwangerschaften ist die Kuh psychisch und physisch so ausgelaugt und krank, dass sie ihre Nützlichkeit als Milchmaschine verliert und beim Schlachter landet. Ihr geschundener, mit Medikamenten angereicherter Körper landet dann auf dem Teller der Menschen oder im Tierfutternapf.

Erwähnenswert ist, dass der Großteil der Milchkühe ein Leben lang in ständiger kurzer Anbindehaltung verbringen muss. In Österreich sind es rund 90 Prozent (3).

In diesen Anbindeställen sind auch sogenannte „Kuhtrainer" gebräuchlich. Das sind unter Strom stehende Metallbügel, die die Kühe erziehen sollen, beim Kot- und Urinabsetzen einen Schritt zurücktreten, damit ihre Exkremente in die dafür vorgesehene Güllegrube fallen. Machen sie das nicht, werden sie mit einem elektrischen Schlag zurückgewiesen. Da der Elektrobügel nur wenige Zentimeter über dem Rücken der Tiere angebracht ist, kommen die Kühe schon bei kleinsten Bewegungen, selbst dann, wenn sie sich nur ablecken möchten, mit dem Kuhtrainer in Kontakt und erleiden einen Stromschlag. Das führt unweigerlich zu permanenten Bewegungseinschränkungen, Angst und Stress.

Kühe sind hochsensible, feinfühlige Lebewesen, die ihre Kälber über alles lieben, gerne in der Herde über Weiden spazieren, die Sonne genießen und deren natürliche Nahrung aus frischem Gras und Wildkräutern besteht. Wir nehmen ihnen all das und sperren sie in dunkle Hallen, in denen jede Kuh gerade so viel Platz hat, wie sie groß ist, vergewaltigen sie, entreißen ihnen ihre Kinder, nehmen ihnen ihre Milch, machen sie körperlich und geistig krank und töten sie schließlich.

Wenn uns die Pflanzenwelt alles liefert, was wir für ein gesundes Leben benötigen, wozu dann dieses Leid, diese Tierausbeutung? Wozu Nahrungsmittel aus der Milch geschundener Tiere? Wie die Fleischindustrie ist auch die industrielle Milchproduktion immer mit Gewalt, Verletzung und Tod verbunden.

Der Kauf von Biomilch setzt natürlich ein wichtiges Zeichen gegen die Massentierhaltung und ist ein gewisser Schritt, den Kühen ein angenehmeres Leben zu gewähren. Die Kühe von kontrollierten Biobauernbetrieben erhalten biologisches, artgerechtes Futter, zum Teil einen Weidegang im Sommer oder einen direkten Zugang zu einem Laufhof. Die prophylaktische Gabe von Medikamenten ist hingegen verboten. Doch selbst Biokühe sind hoch gezüchtet und müssen heutzutage eine Milchleistung von bis zu 9.000 Liter pro Jahr erbringen, ein Vielfaches von dem, was eine Kuh in Freiheit auf natürlichem Weg geben würde. Diese enorme Leistungssteigerung geht natürlich zu Lasten der Tiergesundheit, und so sind Erkrankungen auch bei diesen Kühen an der Tagesordnung. Damit der Biobauer überleben kann, muss auch er seine Kühe jährlich (meist künstlich) besamen lassen, damit die Milchleistung nicht abnimmt. Die Vorstellung von den glücklichen Kühen, die gemeinsam mit ihren Kälbchen auf der Weide spazieren, kann uns auch die Bio-Milchwirtschaft nicht erfüllen, denn auch hier darf das Kälbchen nur kurze Zeit bei seiner Mutter bleiben. Und so ist das Klagen der Mutterkühe auch üblicher Bestandteil des Alltagsgeschehens auf dem Biohof. Die gemeinsame Haltung von Kühen mit ihren Kälbern, die Mutterkuhhaltung, gibt es nur, wenn die Fleischproduktion im Vordergrund steht. Und auch da ist es ein sehr seltener Ausnahmefall. In der Milchindustrie gilt dies als unrentabel fürs Geschäft und wird daher nicht praktiziert. Weitere Tatsache ist, dass erst ab dem Jahr 2013 ein gesetzliches Anbindeverbot in Biobetrieben vorgeschrieben ist. Das heißt, dass selbst Kühe, die ökologisch gehalten werden, manchmal nur über eine Fläche verfügen, auf der ein Hinlegen und Aufstehen die einzigen Bewegungen sind, die die Kette erlaubt.

Es gibt Völker auf dieser Welt, wie beispielsweise das vegetarisch lebende indische Wüstenvolk der Bishnoi, die zwar Kühe wegen ihrer Milch (als Tauschmittel) und des Kuhdungs (als Brennmaterial) halten, die jedoch jedes dieser Tiere frei und im natürlichen Verbund leben lassen. Da die Bishnoi die Auffassung vertreten, die Welt sei eine Einheit, in der Mensch und Tier der gleichen großen Familie angehören, wird von ihnen zudem kein Tier getötet, noch schlecht oder unnatürlich behandelt. Ganz im Gegenteil: Die Bishnois pflegen und hegen ihre Tiere bis zu deren natürlichem Tod. Die Bishnoi-Frauen teilen, wenn nötig, auch ihre eigene Milch mit verletzten oder mutterlosen Tierbabys, beispielsweise jungen Antilopen, denn ihr Gebot ist, Mitgefühl mit allem zu haben, was lebt.

Wollen wir den Kühen in unserer Zivilisation helfen, sollten wir dem Beispiel dieses Wüstenvolks folgen und die uns anvertrauten Tiere achtsam und liebevoll behandeln, statt sie zu quälen. Oder, noch besser: auf Milch und Milchprodukte verzichten und uns mit der von der Natur vorgesehenen pflanzlichen Nahrung versorgen.

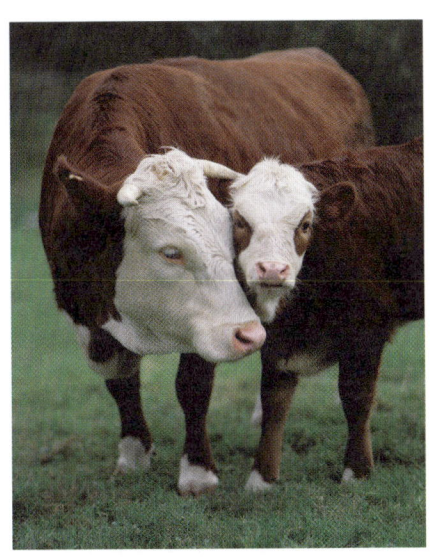

„Wir können das Herz eines Menschen
danach beurteilen,
wie er die Tiere behandelt."

Immanuel Kant, 1724 – 1804,
deutscher Philosoph

Vom Lebensrecht der Tiere und der ordnenden Kraft der Natur

„Im Hinblick auf das Recht zu leben befinden wir uns auf derselben Stufe wie die Tiere."

Dalai Lama, geistliches Oberhaupt Tibets

Ursprünglich tötete der Mensch Tiere in Notzeiten, um sich und seine Familie ernähren zu können und sich mit den Fellen der Tiere zu wärmen. In vielen Kulturen und Ländern ging er dann immer mehr dazu über, den Mord an den Tieren zu etwas Alltäglichem und Selbstverständlichem werden zu lassen, und so ist es heutzutage üblich, das Fleisch der Tiere ohne Not und jedes Nachdenken über mögliche Alternativen täglich zu verzehren und ihre Häute und Felle als Modeartikel zu tragen.

Doch haben wir tatsächlich das Recht, Tiere auf entwürdigende Weise unter meist qualvollen, nicht artgerechten Bedingungen zu halten, um sie dann nach eigenem Belieben und unter meist ebenso qualvollen Bedingungen zu töten?

Wenn wir Tiere beobachten, erkennen wir, dass sie ebenso wie wir Menschen leidensfähige Wesen mit ureignen Bedürfnissen sind. Genau wie wir möchten sie leben und erst dann sterben, wenn ihre natürliche Lebenszeit zu Ende ist. Hunde oder Katzen beispielsweise spüren, wenn sie eingeschläfert werden sollen, und reagieren, wenn sie noch nicht zum Sterben bereit sind und nur eingeschläfert werden sollen, weil ihre Krankheit ihren Haltern lästig geworden ist, verstört und ängstlich. Fische kämpfen am Angelhaken oder im Fangnetz ums Überleben, und die zum Schlachthof gekarrten „Nutztiere" reagieren panisch und können oft nur mit roher Gewalt auf die Rampen getrieben werden, weil sie ihren baldigen und völlig unnatürlichen Tod ahnen. Manchen von ihnen gelingt es auszubrechen und zu flüchten, denn sie möchten am Leben bleiben, genau wie Sie und ich. Aber sie werden gnadenlos wieder eingefangen und abgeschlachtet, um dann auf den Tellern unbewusster Esser zu gelangen.

Liebe Leserin, lieber Leser, wie würden Sie sich fühlen, wenn es mächtigere Wesen als uns gäbe, diese unsere Familien auseinanderreißen, uns in dunkle, enge Gefängnisse sperren, uns quälen, zur Freizeitbeschäftigung jagen, für schmerzvollste Versuche nutzen und zur Befriedigung ihrer Gelüste töten und essen würden? Kann Macht allein solche grausame Handlungen rechtfertigen? Und entspricht es nicht unserem Grundverständnis von einer zivilisierten Gesellschaft, dass der Stärkere und Mächtigere den Schwächeren vor Leid, Missbrauch und Ungerechtigkeit schützt, statt ihm Leid zuzufügen oder gar beliebig zu töten?

Kinder nehmen Tiere, auch wenn sie anders aussehen wie wir, noch als gleichwertige Geschöpfe wahr. Kaum ein Kind, das aus einem liebevollen Elternhaus stammt und behutsam an den Umgang mit Tieren herangeführt wird, käme auf die Idee, einem Tier bewusst Leid zuzufügen

oder es zu töten. Kein Kind sieht in einem Tier, beispielsweise einem Huhn, einem Schwein oder einer Kuh, seine
Nahrung. Erst wenn sie von den Erwachsenen suggeriert
bekommen, dass der Mensch der absolute Herrscher über
die Welt ist und Tiere nur den Zweck haben, uns zu dienen,
beginnen sie, nach diesen vorgegebenen Überzeugungen
und Traditionen und gegen ihre eigene Natur zu leben.
Doch selbst als geistig gesunder Erwachsener spüren wir
noch immer eine natürliche Abneigung gegen das Quälen
und Töten unserer Mitgeschöpfe. Aber wir handeln nicht
entsprechend, sondern lassen andere hinter schalldichten
Mauern für uns quälen und töten.

Wenn wir die Natur beobachten und achten, müssen
wir erkennen, dass sie für die Tiere ein weit längeres Leben vorgesehen hat, als wir Menschen es ihnen zugeste-
hen. Hühner haben eine natürliche Lebenserwartung von
mindestens 10 Jahren, Schweine von 20, Rinder von 30,
Kaninchen von 10, Schafe und Enten von 20 und Gänse
sogar von bis zu 40 Jahren. Im Anbetracht dieser Zahlen
wird deutlich, dass jedes Stück Fleisch und Wurst auf unserem Teller immer der Teil eines Tierkindes ist. Das Grill-
huhn auf unserem Teller ist ein etwa 5 bis 6 Wochen altes
Hühnerkind, das Schnitzel Teil eines etwa 5 Monate alten
Schweinchens, der Rindslungenbraten stammt von einem
etwa 8 bis 10 Monate alten Jungrind, und die Gänsekeule
ist der Schenkel eines erst einige Monate alten Gänse-
kindes. Bloß den Legehühnern „gönnt" man etwa 1,5 Jahre, den Zuchtschweinen 2 bis 3 Jahre und den Milchkühen
bis zu 5 Jahre. Doch auch diese Tiere sterben lange Zeit

vor ihrem natürlichen Lebensende durch den Menschen – entweder durch Schlachtung oder schon vorher, weil sie die Qualen ihrer Haltung nicht ertragen und elendiglich eingehen. Und all das tun wir – direkt oder indirekt, indem wir dieses Tun durch unsere unbewussten Einkäufe unterstützen. Sehr viel wäre schon erreicht, wenn wir unseren Konsum tierischer Produkte zumindest reduzieren und sie dann aus ökologischer Haltung beziehen würden.

Nach meinen Vorträgen habe ich es immer wieder erlebt, dass Menschen gerne als Gegenargument anführen, auch Tiere, beispielsweise Löwen, würden Antilopen oder andere Tiere töten. Das stimmt. Aber erstens sind Löwen im Gegensatz zum Menschen von Natur aus reine Fleischfresser, und zweitens halten sie ihre Beutetiere nicht lange qualvoll, bevor sie sie töten, und sie töten sie nur, weil ihnen keine andere Nahrung zur Verfügung steht. Satte Löwen sind selbst gegenüber ihren Beutetieren ausgesprochen friedlich. Der Mensch muss sich nicht von Fleisch ernähren, schon gar nicht täglich, und erst recht nicht in der modernen Industriegesellschaft, und er ist auch nicht der natürliche Feind der Tiere, die er tötet. Trotz allem veranstaltet er täglich umfangreiche Massenmorde in der gesamten Tierwelt. Er ist zum gefürchteten Vernichter allen Lebens auf diesem Planeten geworden.

Trotz der immer deutlicher sichtbar werdenden Folgen unserer Vernichtungszüge durch die Natur glauben viele Menschen noch, dass die Welt nur für uns geschaffen wurde und sich ohne unsere Kontrolle und unser Zutun nicht weiterdreht. Aber sobald wir genauer hinschauen, erkennen wir, dass alles in der Natur seinen Sinn hat und in seiner komplexen Wechselwirkung perfekt ist und die Natur erst durch das massive Eingreifen des Menschen mehr und mehr aus dem Lot gerät.

Beobachten Sie, lieber Leserin, lieber Leser, einmal das Leben in einem weitgehend naturbelassenen Wald. Auch wenn Ihnen das, was Sie sehen, im ersten Moment chaotisch erscheint, entdecken Sie, je länger Sie die dortigen Abläufe beobachten, dass alles seine Ordnung hat und perfekt aufeinander abgestimmt ist – viel perfekter als alles, was der Mensch mit seinem zum komplexen Denken nur sehr beschränkt fähigen Gehirn je erschaffen hat. Aus diesem Grund empfinden die meisten von uns auch nicht die vom Menschen geschaffenen Straßenschluchten in den Städten als atemberaubend schön, sondern die Orte, die von der Natur geschaffen und von Menschenhand kaum berührt wurden.

Auch die Jagd ist nicht erforderlich, um eine Überpopulation der Wildtiere unter Kontrolle zu bringen. Wie uns unberührte Naturschutzgebiete und Studien beweisen, hält sich die Natur von selbst im Gleichgewicht. Wenn es in einem bestimmten Gebiet zu viele Tiere einer Art gibt oder zu wenig Nahrungsangebot vorhanden ist, verringert sich nach einiger Zeit die Anzahl der Geburten auf natürliche Weise, oder die am wenigsten widerstandsfähigen Tiere sterben. Greift der Mensch jedoch ein, passiert das Gegenteil: Durch den Abschuss bringen die Muttertiere mehr Junge als gewöhnlich zur Welt, um ihre Art vor dem Aussterben zu schützen. Außerdem tritt die Geschlechtsreife früher ein. Prof. Dr. Josef H. Reichholf, der die Abteilung Wirbeltiere der Zoologischen Staatssammlung München leitet und an beiden Münchner Universitäten Biologie und Umweltschutz lehrt, bestätigt dies: „Durch die Jagd vermehren sich Wildtiere stärker als unter natürlichen Umständen." (1)

Auch die Fütterung durch den Menschen kurbelt die Vermehrung an. Ein weiteres Problem, das der Mensch durch die Jagd schafft, besteht darin, dass vor allem die großen und starken Tiere erschossen werden, weil ihre Trophäen – etwa die prächtigen Geweihe kräftiger Hirsche – bei den Jägern besonders begehrt sind. Das bewirkt, dass sich nicht, wie in der Natur, nur die stärksten, größten und widerstandsfähigsten Tiere vermehren können und durch ihre Revierkämpfe die Paarung der Weibchen mit schwächeren Männchen verhindern, sondern immer mehr schwache Tiere ihre Gene weitergeben und dadurch zu einer Schwächung der gesamten Art beitragen.

Manchmal wird die Jagd auch als Mittel gegen die Ausbreitung von Seuchen gefordert. Epidemien bei Steinböcken und Gämsen in Gebieten ohne natürliche Feinde oder hohe Abschussquoten zeigten aber, dass die Krankheiten nach einigen Monaten auf natürliche Weise wieder verschwanden. (2)

Außerdem ist es für einen Jäger unmöglich, durch das Fernglas auf mehrere hundert Meter Entfernung zwischen kranken und gesunden Tieren zu unterscheiden.

Ein weiteres, vor allem von den Waldbesitzern vorgebrachtes Argument für die Jagd ist der Wildverbiss. Wie überflüssig auch dieser Vernichtungsfeldzug gegen die Wildtiere ist, zeigt beispielsweise eine Langzeitstudie über Rothirsche und weitere Wildtiere im Schweizerischen Nationalpark, die den Zeitraum von 1917 bis 1997 umfasst. Der Nationalpark wurde 1914 gegründet. Beutegreifer wie Luchs, Wolf und Braunbär waren im Park schon vor der Gründung vom Menschen ausgerottet worden und kommen bis heute dort nicht vor. Die Rothirsche leben unbejagt in durchschnittlichen Dichten von 10 – 15 Tieren pro Quadratkilometer. Immer wieder wurde die Befürchtung geäußert, die große Zahl der Rothirsche im Nationalpark würde den Wald gefährden. Doch das Gegenteil ist der Fall: Trotz besonders hoher Wildbestände hat die Anzahl der Bäume stark zugenommen, und es ist, wie es der Vergleich alter und neuer Luftbildaufnahmen bestätigt, zu einer großen Waldausbreitung gekommen.

Ein weiteres Beispiel liefert der 72.000 Hektar große Nationalpark Gran Paradiso im Nordwesten Italiens, wo neben 6.000 Steinböcken auch Gämsen, Rehe, Hirsche, Wildschweine, Hasen, Füchse, Marder und Adler leben. Seit 1922 wird dort nicht mehr gejagt, und es wurden bisher keine negativen Entwicklungen für den Wald beobachtet. Auch im Schweizer Kanton Genf, in dem seit 1975 ein Jagdverbot durch Volksentscheid verhängt wurde, herrscht störungsfreie Harmonie zwischen Wald und Wildtieren. Dazu der Biologe Karl-Heinz Loske: „Der Weinbau-Kanton ist ein Refugium für viele Wildarten. So schwimmen hier zum Beispiel jährlich nach Beginn der Jagdsaison in Frankreich ganze Rotten von Wildschweinen als Jagdflüchtlinge durch die Rhone, um das jagdfreie Genf zu erreichen. Anders als in Frankreich sind sie hier überwiegend tagaktiv und weniger scheu, denn die Genfer bezeichnen ihr Wildschwein als „Symbol für die Natur".“ (3) Die Natur kümmert sich um alles – wir müssen sie nur lassen!

Jährlich werden also etwa eine Million Wildtiere in Österreich und sechs Millionen in Deutschland völlig unnötig von Jägern erschossen, erschlagen oder grausam in Fallen getötet. Viele der Schüsse verfehlen ihr Ziel und töten die Tiere nicht, sondern verletzen sie lediglich. Die angeschossenen und bedrängten Tiere schreien, heulen, quieken, fauchen, erstarren, zittern am ganzen Körper oder krümmen sich vor Schmerzen – ein unsagbares Leid, das der Mensch diesen wunderbaren Geschöpfen ohne jede Notwendigkeit zufügt. Der ehemalige Jäger Rudi Amersek, der sich heute als bekehrter Mörder bezeichnet, erklärt: „Jäger und Tierliebe? Das ist lächerlich! Jäger lieben Tiere nur, wenn sie sie essen. Das vorrangige Motiv der Jäger ist die Leidenschaft für das Töten und die Selbstsucht. Gewehr bedeutet Töten, und das Töten ist ein Verbrechen.“ (4).

Zusätzlich zu den Wildtieren werden allein in dem kleinen Land Österreich jedes Jahr circa 30.000 Katzen und 5.000 Hunde „erlegt" (5).

In Deutschland fallen jährlich etwa 450.000 Katzen und 65.000 Hunde den Jägern durch Abschuss oder Fallenfang zum Opfer. (6)

Zahllose Wildtierarten, wie beispielsweise der Wolf, der Luchs, die Wildkatze, der Braunbär, der Bartgeier, der Steinadler und viele mehr sind in unseren Breitengraden durch die Jagdgier des Menschen ausgerottet worden. Auch der sensible Feldhase ist bei uns bereits vom Aussterben bedroht. Weltweit sind es unzählige Arten, die durch den Eingriff der Menschheit verschwinden. Und das, obwohl heute niemand mehr jagen muss, um zu überleben. Nur für eine Trophäe eines einst freien Tieres im Wohnzimmer. All das, obwohl die Natur eine sich von selbst ordnende Kraft ist, die durch unser menschliches Zutun in den meisten Fällen nicht unterstützt, sondern behindert wird.

Sobald man aufhört, Tiere zu jagen, kann man etwas Wundervolles beobachten und erleben: Die Wildtiere verlieren ihre Angst und Scheu vor dem Menschen und können ihr natürliches Wesen wieder zeigen. Im größten italienischen Nationalpark Gran Paradiso beispielsweise können Besucher immer wieder feststellen, wie Gämsen, Steinböcke, Hasen und Rehe ihre Furcht und Scheu vor dem Menschen verloren haben. Ein beeindruckendes Beispiel ist auch die japanische Stadt Nara, in der seit über 1.000 Jahren aus religiösen Gründen keine Rehe und Hirsche mehr getötet werden. Seit dieser Zeit ist der Bestand auf eine ohne menschliche Eingriffe konstant bleibende Anzahl von rund 1.200 Hirschen angewachsen. Die Tiere leben in den angrenzenden Wäldern und in der Stadt selbst. Sie wissen genau, dass sie von den Menschen nicht zu befürchten haben, und lassen sich selbst von Touristen gerne streicheln. (7)

Liebe Leserin, lieber Leser, wäre es nicht viel erfüllender für alle Beteiligten, wenn wir uns dafür entscheiden würden, in Frieden, gegenseitigem Vertrauen und Respekt mit allen Lebewesen und im Einklang mit der Natur zu leben, statt den eigenen Lebensraum zu zerstören und mit anderen Lebewesen auf Kriegsfuß zu leben? Wie heißt es so schön: „Schnee fällt, jede Flocke an ihren Platz." Die Natur macht keine Fehler, denn ihr liegt eine sich selbst regulierende Kraft zugrunde, die den Gesetzen ausgleichender Harmonie folgt. Nur wenn der Mensch aus Unwissenheit oder aus Gier nach Macht und Profit eingreift, entstehen Chaos und Disharmonie. Für ein friedvolles und harmonisches Miteinander braucht es also nicht unsere Kontrolle, sondern unsere Achtung und Akzeptanz den Gesetzen der Natur gegenüber.

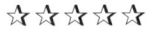

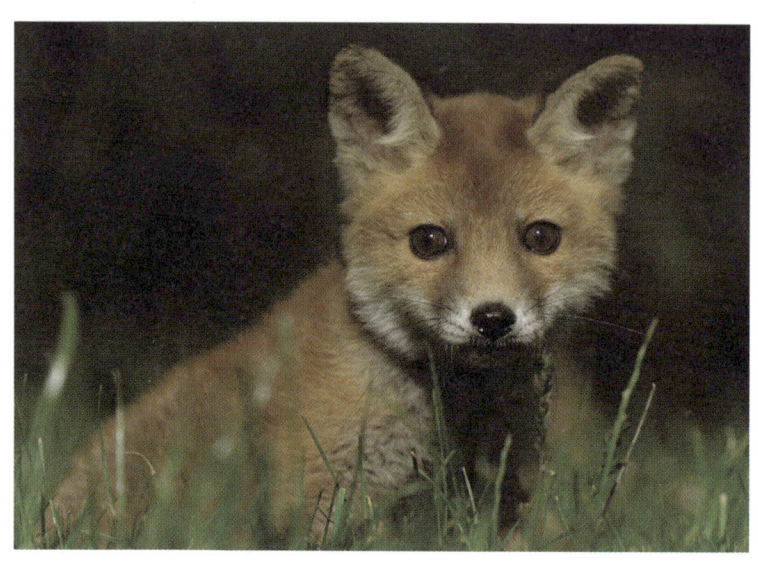

„Ehrfurcht vor dem Leben bedeutet
Abscheu vor dem Töten.“

Albert Schweitzer, 1875 – 1965,
Theologe, Arzt, Friedensnobelpreisträger

Wie wir mit allem verbunden sind

Frieden wird in den Herzen der Menschen wohnen,
wenn sie die Einheit mit dem Universum erkennen.

Black Elk, 1863 – 1950, Medizinmann

Alle alten mystischen Traditionen, alle Erleuchtete, bekannte Philosophen, Heilige und Naturvölker haben über die Verbundenheit allen Lebens, über die alles zugrunde liegende Einheit gewusst. Ebenso spüren dies immer mehr Menschen der Neuen Zeit, und auch die moderne Quantenphysik konnte mittlerweile dieses uralte, wieder neu entdeckte Wissen bestätigen: Alles ist eins. Im gesamten Universum ist alles durch ein großes Energiefeld, sprich Quantenfeld, verbunden. Alle Menschen, Tiere, Wesen, Pflanzen, alle Formen sind Ausdruck dieser einen Kraft. Schon der bedeutende deutsche Physiker, Nobelpreisträger und Begründer der Quantenphysik, Max Planck (1858 – 1947), stellte fest: „Materie an sich gibt es nicht, es gibt nur den belebenden unsichtbaren, unsterblichen Geist als Urgrund der Materie." Materie ist nur eine Verdichtung dieser Energie. Das heißt, letztendlich haben wir alle den gleichen Vater, die gleiche Mutter, denn uns alle verbindet ein und derselbe Geist, dem die Menschen aus den verschiedensten Kulturkreisen unterschiedlichste Bezeichnungen gaben –Gott, Tao, Nirvana, Brahman, Allah, Prajna, Manitu, Jahwe, Buddha, Jehova usw. In diesem Zusammenhang ist Gott kein Mann mit weißem Bart, der auf einer Wolke sitzt, sondern er ist die Essenz allen Lebens, die in uns, in allem Leben, überall zu finden ist. Wir alle sind in Gott, und Gott ist in uns. Gott ist das Leben selbst. Leider wurde mit dem Begriff Gott sehr viel Schindluder getrieben, und in seinem Namen sehr viele Ängste geschürt und Kriege geführt. Deshalb sind für viele Menschen Begriffe wie Liebe, allumfassendes Sein, Schöpferkraft, das Selbst, universelle Intelligenz, das Absolute oder unendlicher und unsterblicher Geist näher und leichter anzunehmen.

Wir alle sind Teil des Ganzen, eine Manifestation dieser einen Kraft, die auf der relativen Ebene als einzigartige, individuelle Form erscheint. Somit sind auch die Tiere unsere prinzipiell gleichwertigen, geistigen Geschwister, denn in unserem Innersten, in unserer Seele, sind wir verwandt, sind wir eins. Auch wenn diverse Religionsanhänger die Meinung vertreten, dass die Menschen über allem stehen, nur sie eine Seele besitzen, Menschen diverser Glaubensgruppen besser sind als andere und sie damit die Einheit ablehnen, hilft hier die Quantenphysik und schafft mit ihren Erkenntnissen mehr Raum für Offenheit, Klarheit und Bewusstsein. Der Mensch ist lediglich ein anderes Geschöpf, nichts Besseres, denn letztendlich ist jede einzelne Schöpfung wie ein Herzschlag Gottes, der kommt und geht, jedoch absolut einmalig und in sich vollkommen ist. Es ist Zeit, dass wir endlich akzeptieren, was uns viele große Menschenseelen über die Jahrtausenden hinweg immer wieder erkennen lassen wollten: In allen Wesen wohnt das Eine: Buddha (560 – 480 v. Chr) etwa sagte: „Erkenne dich selbst in jedem Sein und quäle und töte nicht."

In die gleiche Richtung weist die Beobachtung des griechischen Arztes Hippokrates (460 – 377 v. Chr): „Alle lebenden Kreaturen haben die gleiche Seele, auch wenn ihre Körper verschieden sind."

Und Jesus verkündete (Matthäus 25,40): „Was ihr dem Geringsten meiner Brüder getan habt, das habt ihr mir getan."

Der Heilige Franziskus von Assisi (1181 – 1226) betonte: „Alle Gebilde der Schöpfung sind Kinder des einen Vaters und daher Brüder."

Arthur Schopenhauer (1788 – 1860) erklärte: „Erst wenn jene einfache und über alle Zweifel erhabene Wahrheit, dass die Tiere in der Hauptsache und im Wesentlichen dasselbe sind wie wir, ins Volk gedrungen sein wird, werden die Tiere nicht mehr als rechtlose Wesen dastehen. Es ist an der Zeit, dass das ewige Wesen, das in uns und auch in allen Tieren lebt, als solches erkannt, geschont und geachtet wird."

Der bekannte hinduistische Mönch und Gelehrte Swami Vivekananda (1863 – 1902) war sich ebenso gewiss: „Zwischen mir und dem kleinsten Tier liegt der Unterschied nur in der Erscheinungsform, im Prinzip sind wir das Gleiche. Das Tier ist mein Bruder und besitzt die gleiche Seele wie ich."

Auch Mahatma Gandhi (1869 – 1948) fühlte zutiefst: „Du und ich: Wir sind eins. Ich kann dir nicht wehtun, ohne mich zu verletzen."

Und Ramana Maharshi (1879 –1950), der zu den bedeutendsten spirituellen Meistern Indiens zählt, sagte einst: „Es gibt nichts anderes als das Selbst. Nur das Selbst ist."

Wenn wir erkennen, dass wir alle den gleichen Ursprung haben, wie können wir dann fortfahren, den Tieren ihr Recht auf Unversehrtheit und Schutz vor Folter und Qualen absprechen? Wie können wir sie weiter derart skrupel- und mitleidslos für unsere Zwecke benutzen und ihnen ein für die meisten Menschen unvorstellbares Leid zufügen? Wie können wir fortfahren, nach demselben Muster auch Menschen anderer Rassen und Glaubensgemeinschaften oder des anderen Geschlechts oder anderer Altersgruppen als minderwertig zu bezeichnen? Wie können wir fortfahren, die Erde, die uns versorgt und nährt, auszubeuten und zu zerstören? All dies ist nicht mehr nötig und möglich, sobald wir uns als das erkannt haben, was wir wirklich sind: eine große Familie, deren Mitglieder alle Geschöpfe des einen Schöpfers sind.

Wie kann ich diese Verbundenheit erfahren?

Diese Erfahrung ist nicht nur wenigen Auserwählten vorbehalten, sondern jedem Menschen zugänglich. Es gibt unterschiedlichste Möglichkeiten, am deutlichsten können wir diese Verbundenheit allen Seins mit unserem Herzen wahrnehmen. Sobald wir zur Ruhe kommen, still werden, unsere Gedanken an Bedeutung verlieren, wir unser Herz für ein anderes Lebewesen, beispielsweise ein Tier öffnen, uns auf diese Begegnung im gegenwärtigen

Moment voll und ganz einlassen, dürfen wir fühlen, was es bedeutet, verbunden und eins zu sein. Da unser Verstand sehr begrenzt ist und sich gerne an dem orientiert, was wir sehen und anfassen können, ist er hierbei keine große Hilfe, ja, er kann sogar hinderlich wirken.

Nehmen Sie beispielsweise Ihre Finger und machen Sie folgende kleine Übung: Betrachten Sie Ihren Daumen, Ihren Zeigefinger, Ihren Mittelfinger, Ihren Ringfinger, Ihren kleinen Finger. Was sehen Sie? Alle Finger sehen verschieden aus, sie alle scheinen getrennt zu sein. Doch in Wirklichkeit sind sie miteinander verbunden, durchströmt vom gleichen Blut, Teile eines großen Ganzen – Ihrer Hand, Ihres Körpers. Das heißt, mit unseren Augen und unserem Verstand sehen wir Trennung. Daher ist es wichtig – nicht nur bei unserer Hand, sondern auch im Leben – unseren Blick und damit unser Bewusstsein zu erweitern, um die Ganzheit erkennen zu können. Und unser Herz ist hierbei ein sehr wichtiger Schlüssel.

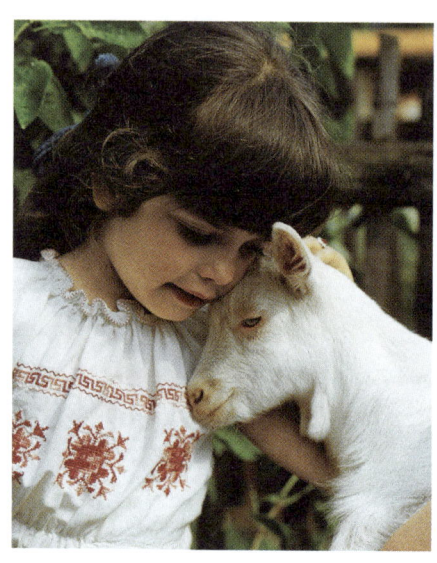

**„Der Sinn des Lebens besteht darin,
den innewohnenden Frieden zu finden,
alle Wesen zu lieben und das
ureigene Selbst zu erkennen.
Erkenne dich selbst,
und du erkennst alles!"**

H. W. L. Poonja, 1910 –1997,
indischer Advaita-Meister

Aus dem Herzen leben – Rückkehr zur allumfassenden Liebe

*„Man sieht nur mit dem Herzen gut,
das Wesentliche ist für die Augen unsichtbar."*

Antoine de Saint-Exupéry,1900 – 1944, französischer Schriftsteller

Viele Menschen spüren kein Mitgefühl, keine Liebe mehr gegenüber allen Geschöpfen, weil sie primär verstandesgeleitet leben, und der Verstand kann weder fühlen noch wahrnehmen. Diese Überbetonung des Verstandes hat dazu geführt, dass wir unser Herz verschlossen und uns weit von der Verbundenheit zur Natur, den Menschen, Tieren und Pflanzen entfernt haben. Wir sind zu kopflastigen, oberflächlichen Menschen geworden, die die Gefühle, Wünsche und Bedürfnisse anderer Geschöpfe nicht mehr wahrnehmen. Überheblich, ignorant und rücksichtslos quälen, schlachten, häuten und opfern wir wehrlose Tiere (oder lassen es von anderen tun), fischen die Weltmeere leer, bezeichnen die Jagd und das Fischen als Hobby, vergiften die Felder und sogar unsere eigenen Wohnräume mit Insektensprays, zertreten den Käfer, der unseren Weg quert, verstreuen Ameisengift und Schneckenkorn im Garten, stellen Mäusefallen auf und erziehen unsere Hunde zu unseren Sklaven und verwechseln ihre unterwürfige Ängstlichkeit mit Treue und Anhänglichkeit. Ebenso behandeln wir uns selbst, unsere Mitmenschen und die Natur – ohne Liebe, Respekt und Achtung. Wir haben uns innerlich verhärtet, den Kontakt zu unserem Herzen verloren und leben fixiert auf unser Ego, das wir über alles andere stellen. Und diese Überhöhung unserer selbst lässt uns glauben, besser, stärker, wichtiger und wertvoller als andere Lebensformen zu sein.

So lange wir uns und unsere kurzfristigen Interessen jedoch über andere Lebewesen stellen, wird es Kriege, Ausbeutung, Mord, gewalttätige Auseinandersetzungen, Unzufriedenheit und großes Leid geben. Denn unser Ego hat kein Wir-Bewusstsein, es kann die Verbundenheit allen Lebens nicht erkennen, weil es sich nicht mit anderen Lebewesen verbunden fühlt und sein Mittel der Kampf und sein Ziel der Sieg ist.

Erst wenn wir der zweiten Instanz in uns – unserem Herzen – wieder mehr Gewicht beimessen, mehr Aufmerksamkeit schenken und es bei unseren täglichen Entscheidungen mit einfließen lassen, kann Frieden in uns und damit in der Welt entstehen.

Liebe Leserin, liebe Leser, haben Sie den Mut und das Vertrauen, Ihr Herz zu öffnen und wieder aus Ihrem Herzen heraus zu leben, und zwar in allen Bereichen Ihres Lebens. Unser Herz ist unser Zentrum – das Zentrum der Liebe zu uns selbst und zu allem Sein. Nur wer aus dem Herzen lebt, kann wahren Frieden und Erfüllung finden. Nur wer aus dem Herzen lebt, erkennt die Wahrheit: die Verbundenheit und Einheit allen Lebens. Nur wer aus dem Herzen lebt, kann unstimmige Gewohnheiten und Lügen auf einfache und sanfte Weise auflösen. Nur wer aus dem

Herzen lebt, kann wieder zu einem liebenden Menschen werden. Und wo Liebe ist, ist Frieden. Und wo Frieden ist, ist Liebe. Liebe, die allumfassend ist. Liebe, die mitfühlend ist. Liebe, die frei und uneingeschränkt ist. Liebe, die jede Dunkelheit erhellt und jede Trennung aufhebt. Liebe, die weder quält noch tötet, weil sie Liebe ist.

Wir tragen alle den Keim für diese Liebe, die die heilsamste und letztendlich stärkste Kraft des Universums ist, in unserem Herzen. Jeder Einzelne von uns, in jedem Augenblick. Sind Sie bereit, alle ihre selbsterschaffenen Mauern um ihr Herz fallen zu lassen, Ihr Herz zu öffnen und die Liebe zur Grundlage jeder Ihrer Entscheidungen werden zu lassen?

Sind Sie bereit, alle Lebewesen durch die Augen der Liebe zu betrachten und so ihr wahres Wesen zu erkennen?

Sind Sie bereit, sich selbst und damit die Welt ein bisschen liebevoller werden zu lassen?

Sind Sie bereit, Ihrem Herzen Raum zu geben, damit es Sie als treuer, weiser Wegbegleiter durchs Leben führen kann?

Liebe Leserin, liebe Leser, zu lieben ist eine Wahl, die wir in jedem Augenblick, unabhängig von unserer bisherigen Lebensgeschichte, treffen können. Zum Beispiel *jetzt*.

Als Lohn für Ihren Mut, Ihr Vertrauen und Ihre Liebe erwartet Sie ein erfüllteres, gesünderes, feinfühligeres, liebevolleres und bewussteres Leben und Miteinander. Dadurch wird Ihr Leben zu einer wundervollen Reise, die Sie von Schmerz, Leid, Unzufriedenheit und Angst zurück zur Liebe führt – zu Ihrem wahren Sein.

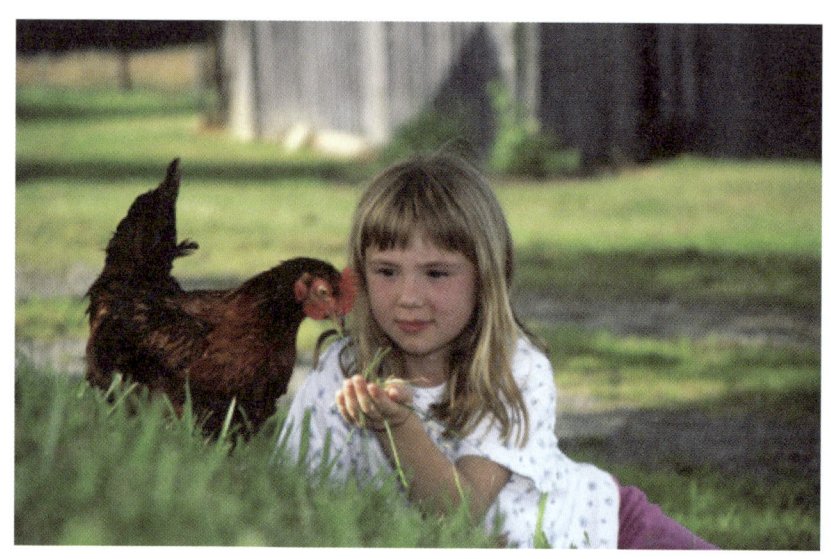

„Lächeln erzeugt Lächeln,
genauso wie Liebe Liebe erzeugt.“

Mutter Teresa, 1910 – 1987,
Nonne, Ordensgründerin, Friedensnobelpreisträgerin

Die Macht eines jeden Einzelnen

„Tiere besitzen eine Seele, und wir Menschen
müssen Liebe für und Solidarität mit unseren
kleinsten Brüdern empfinden.
Tiere sind Gott genauso nahe wie die Menschen."

Papst Johannes Paul II, 1920 – 2005

Fällt ein kleiner Stein ins Wasser, zieht er unmerklich, still und leise weite Kreise. Genauso ist es mit unserem täglichen Verhalten. Mit jeder unserer Entscheidungen werfen wir, sinnbildlich gesehen, einen Stein ins Wasser und verursachen damit, wenn auch zumeist unbewusst und unmerklich, weitreichende Folgen, die unser eigenes Leben, aber auch unser gesamtes Umfeld beeinflussen. Jede Entscheidung verändert somit das Ganze und fördert entweder Gesundheit oder Krankheit, Harmonie oder Disharmonie, Frieden oder Leid.

Dies gilt natürlich auch für unsere Ernährungsgewohnheiten. Wenn wir uns für eine pflanzliche Kost entscheiden und dabei auf die Qualität und Herkunft achten, fördern wir unsere eigene Gesundheit, unser Wohlbefinden, unsere geistige Entwicklung und zugleich den Frieden in dieser Welt. Mit solch einer Entscheidung kann jeder Einzelne die Umwelt schützen und beitragen, dass weniger Getreide an die Nutztiere verfüttert wird und dadurch mehr Nahrung für die hungernden Menschen zur Verfügung steht. Jeder Einzelne kann zudem auf diese Weise den Tieren unendliches

Leid ersparen. Entscheiden wir uns jedoch für eine fleisch-basierte Ernährung, schaden wir nicht nur unserer eigenen Gesundheit und der Umwelt, sondern unterstützen mit unserem Kauf auch indirekt die Grausamkeiten, das Leid und den Tod unzähliger Tiere. Und auch wenn das Tier auf unserem Teller bereits tot ist, bestimmen wir über unser Kaufverhalten die Nachfrage und geben damit den Auftrag, weitere Tiere zu züchten, zu quälen und zu töten.

Wollen wir in einer friedvollen und gerechten Welt leben, müssen wir auch selbst friedvoll und gerecht sein und handeln, denn wir selbst gestalten unser Leben und damit die Welt. Grausamkeiten, Leid und Mord können erst in der Welt aufhören zu existieren, wenn wir in unserem All-tag aufhören, die Ursachen dafür zu setzen und uns be-mühen, achtsam mit Schwächeren, und als Folge davon auch miteinander umzugehen. Und zwar jeder Einzelne von uns.

Wir können nicht Liebe und Freude ernten, wenn wir Qual und Tod säen. Der jüdische Schriftsteller und Litera-turnobelpreisträger Isaac Bashevis Singer (1904 – 1991), der im Holocaust viele Familienmitglieder, darunter seine Mutter und seinen jüngeren Bruder, verlor, schrieb einst im Vorwort zu einem Buch über den Vegetarismus: „So lange Menschen das Blut von Tieren vergießen, wird es keinen Frieden geben. Es ist nur ein kleiner Schritt vom Töten von Tieren zu den Gaskammern Hitlers und zu den Konzentra-tionslagern Stalins. So lange Menschen mit Messer oder Pistole dastehen, um alle umzubringen, die schwächer sind als sie, wird es keine Gerechtigkeit geben."

Wollen wir in Frieden leben, müssen wir jede Gewalt in unserem Leben auflösen, einschließlich die gegenüber Tieren. Wir müssen zu dem werden, was wir erleben möchten. So lange wir andere Lebewesen verletzen, ihnen Leid zufügen oder sie sogar töten, weil wir ihnen eine Gleichwertigkeit und das Recht auf Leben absprechen, sind wir selbst das größte Hindernis auf dem Weg zu einem friedvollen Miteinander.

Zwar ist der Weg des Einzelnen zum Vegetarismus nicht der einzige wichtige Schritt für einen gelebten Frieden, aber jeder Griff zu pflanzlicher statt zu fleischlicher Nahrung trägt dazu bei, das Leid der unserer Willkür hilflos ausgelieferten „Nutztiere" Schritt für Schritt zu reduzieren. George Sand, die französische Schriftstellerin und Freundin von Franz Liszt und Frédéric Chopin, sagte einst: „Alles wird möglich auf unserem Planeten, von dem Augenblick an, wo wir die blutigen Fleischmahle und den Krieg überwinden."

Wir alle haben mit unseren täglichen Kaufentscheidungen die Macht, das Elend und das Leid, das der Mensch den Tieren antut, zu fördern und zu unterstützen, oder dazu beizutragen, es endlich zu beenden. Wir haben alles in uns – Liebe, Frieden, Güte, Mitgefühl, Freude, Hass, Qual, Leid, Neid, Gier und vieles mehr –, und alles ist nur eine Entscheidung weit von uns entfernt. Wie diese Entscheidung ausfällt, liegt in unserer Hand!

Lieber Leserin, liebe Leser, wofür möchten Sie sich entscheiden? Für Frieden oder Leid? Für ein Miteinander oder Gegeneinander? Für das Leben oder den Tod? Was will Ihr Herz in diesem Moment hervorbringen? Was wollen Sie erleben? Ist es nicht viel schöner, im Frieden mit der ganzen Schöpfung zu leben, ihr Achtung, Mitgefühl und Liebe entgegenzubringen, statt Ausbeutung, Unterdrückung, Verfolgung und Tod?

Je mehr Raum wir dem Frieden, der Liebe und dem Mitgefühl in unserem Leben geben, desto mehr können diese Qualitäten in unserem eigenen Leben, in unserer Umgebung und in der Welt an Einfluss gewinnen. Die Vergangenheit ist ein beschriebenes Blatt Papier, das wir nicht mehr verändern können, doch die Zukunft liegt noch ungeschrieben vor uns. Und diese wird durch unsere Entscheidungen, die wir in der Gegenwart – jetzt – wählen, bestimmt. Lassen Sie uns deshalb diese ungeheure Macht, die wir in jedem Augenblick haben, nutzen und gemeinsam verantwortungsvolle, bewusste Menschen sein, die die Wahl treffen, in Frieden, Liebe und Mitgefühl zu leben, um so zum Anker der Liebe, des Friedens und des Mitgefühls in der Welt zu werden. Für ein besseres und friedlicheres Leben hier auf unserem Planeten Erde.

Empfehlungen für einen friedvolleren Umgang mit den Tieren

1) Die wichtigste Empfehlung, die gleichzeitig alle nachfolgenden mit einschließt, lautet: Hören Sie bei all Ihren Entscheidungen auf Ihr Herz und leben Sie daraus. Nur so kann Liebe und damit Frieden in Sie, Ihr

Handeln und Ihr ganzes Leben fließen und sich ausbreiten.

2) Entscheiden Sie sich für eine naturbelassene, vegetarische Ernährungsweise. Beginnen Sie mit einfachen Rezepten. Im Kapitel „Meine Lieblingsrezepte" habe ich Ihnen einige einfache Gerichte zum Ausprobieren aufgeschrieben. Es gibt auch zahlreiche sehr gute vegetarische und vegane Kochbücher, und auch im Internet sind viele gesunde und leckere Rezepte zu finden.

Halten Sie sich immer wieder die Gründe vor Augen, warum Sie kein Fleisch (inklusive Fisch) essen möchten, und seien Sie sich stets bewusst, dass hinter jedem Stück Fleisch eine zumeist traurige und leidvolle Geschichte eines einst fühlenden Lebewesens steht. Pflanzliche Fleischersatzprodukte, wie vegetarische Würstel, Wurst, Schnitzel & Co können Ihnen Ihre Umstellung erleichtern, weil sie geschmacklich dem Fleisch ähneln. Aus gesundheitlicher Sicht ist dies jedoch nicht nötig.

Stecken Sie sich bei Ihrer Ernährungsumstellung selbstgewählte Teilziele und verfolgen Sie diese beharrlich und konsequent. Gönnen Sie sich jedoch die nötige Zeit, sodass Ihre alten Gewohnheiten schrittweise durch neue ersetzt werden können. Erinnern Sie sich immer wieder daran, welche Macht die Wahl unserer Nahrungsmittel auf unsere Gesundheit, unser Bewusstsein, unsere Umwelt, die Welternährungssituation und die Tierwelt in sich trägt. Lassen Sie deshalb

Ihre Lebensmittelauswahl immer mehr von einem Akt der Bequemlichkeit zu einem Akt der Liebe und des Mitgefühls werden. Entscheiden Sie dabei selbst, ob Sie tierische Produkte reduzieren oder ganz weglassen möchten.

3) Lesen Sie immer die Inhaltsangaben und achten Sie bewusst auf Bestandteile toter Tiere. Hier einige hilfreiche Beispiele. Gelatine ist ein Geliermittel aus Häuten, Knochen, Sehnen und Knorpeln von Tieren und häufig in Gummibärchen, Schaumzuckerwaren, Pudding, Eis, Torten, Fruchtgelees und Sülzen verarbeitet. Auch Milchprodukte wie Joghurt, fettreduzierte Frischkäse- und Quarksorten können Gelatine enthalten. Eine pflanzliche Alternative zu Gelatine ist zum Beispiel Agar-Agar oder Apfelpektin. Außerdem verwenden viele Bäcker Schweineschmalz zum Herstellen von Brezeln, und auch die verwendete Backmargarine für Brot kann aus Schlachtfett bestehen. Viele Käsesorten werden mit Lab, einem Enzym aus den Mägen toter Kälber, produziert. Und auch die Mono- und Diglyceride von Speisefettsäuren (E471, E472a-f), die häufig auf der Inhaltsangabe von Eis, Fertigprodukten und Mehlspeisen zu finden sind, werden aus Tierfett gewonnen.

4) Wenn Sie weiterhin Milch und Milchprodukte konsumieren möchten, entscheiden Sie sich für Bio-Rohmilchprodukte. Probieren Sie aber auch einmal pflanzliche Alternativen wie Hafer-, Hanf-, Soja-, Reis- oder Mandelmilch aus, wobei es empfehlenswert ist, die regionalen Produkte vorzuziehen.

5) Wenn Sie Eier essen wollen, kaufen Sie Bioeier aus Freilandhaltung.

6) Verwenden Sie tierversuchsfreie, pflanzliche Naturkosmetik und Reinigungsmittel. Dies kommt nicht nur den Tieren zugute, sondern auch Ihrer Gesundheit, Ihrer Schönheit und der Natur.

7) Leben Sie gesund, beugen Sie rechtzeitig vor, damit Sie sich selbst und den unzähligen Tieren in den Versuchlabors sehr viel Leid ersparen.

8) Verzichten Sie auf Daunen in Ihren Decken und Jacken, denn dafür werden Gänse oft lebendig gerupft.

9) Bevorzugen Sie Alternativen zu Lederprodukten. Der Handel bietet eine Fülle von hochwertigen und modischen Jacken, Mänteln, Taschen, Schuhen, Gürteln und Sitzmöbeln aus Stoff und hochwertiger Synthetik an.

10) Verzichten Sie auf Pelze und Pelzbesatz. Jedes Jahr sterben Millionen Tiere für diese angeblichen Luxusartikel unter grausamsten Bedingungen. Der Großteil der Tiere, darunter Hunde, Katzen, Füchse, Hasen und Chinchillas, wird in Pelzfarmen gezüchtet, wo sie ihr gesamtes Leben in winzigen Drahtkäfigen, oft ohne festen Unterboden, verbringen müssen und jeder Witterung schutzlos ausgesetzt sind. Eines Tages öffnet sich ihre Tür, und sie werden mit Knüppeln erschlagen, vergast, an harte Gegenstände geworfen oder mit einem Stromschlag betäubt und dann im Namen der Mode gehäutet. Vielen wird ihr Fell sogar bei lebendigem Leib abgezogen. In einem Video über eine

chinesische Pelztierfarm sah ich, wie Hunde an ihren Beinen oder ihren Schwänzen aufgehängt wurden und noch am Leben waren, während die Farmarbeiter Stück für Stück, an einem Bein beginnend, ihre Häute abzogen. Dann wurden die nackten und blutenden Körper auf die Stapel ihrer anderen Leidensgenossen geworfen. Und man konnte sehen, dass einige noch immer am Leben waren und noch Minuten lang hilflos dalagen, bis ihr Herz endlich aufhörte zu schlagen und der Tod sie von ihren unvorstellbaren Qualen erlöste. Diese lebende Häutung der Hunde hat für die Pelzfarmer den Vorteil, dass sich die einzelnen Haare dauerhaft sträubend aufrichten. Dadurch wirken die Pelzränder, die man häufig an Kapuzen von Anoraks sehen kann, besonders üppig, was die Kunden sehr zu schätzen wissen. Zu ihnen gehören absurderweise viele Hundebesitzer. Wenn sie wüssten, womit sie da herumlaufen, hätten sie sicher weniger Freude an ihrem Pelzsaum. Auch Millionen von Waschbären, Kojoten, Wölfen, Ottern, Robben und anderen Tieren werden jährlich allein wegen ihrer Felle mit Fallen gefangen und erschlagen. Wussten Sie, dass ein Pelzmantel etwa 10 Wölfe oder Hunde, 25 - 30 Füchse oder 150 – 220 Chinchillas das Leben kostet?

11) Achten Sie auch beim Kauf von Tierfutter auf Bio-Qualität. Immer mehr Menschen gehen dazu über, ihre Haustiere mit gesunder, fleischloser Kost zu ernähren. Wichtig ist dabei, die Nährwertbedürfnisse und die Besonderheit des Darms der jeweiligen Tierart zu berück-

sichtigen. Fleischesser wie Hunde und Katzen kann man nicht einfach mit Müsli und Getreidebrei füttern, davon würden sie elendiglich eingehen. Eine vegane Ernährungsweise ist möglich, erfordert aber bei natürlichen Fleischfressern sehr gute Kenntnisse. Also informieren Sie sich vorher ausführlich und ziehen Sie am besten einen im Tierschutz engagierten Tierarzt zur Rate. Und stellen Sie auch bei Ihrem Tier die Ernährung behutsam und in kleinen Schritten um, damit sich der Darm an die neue Nahrung gewöhnen kann. Dass es geht, beweist beispielsweise Bramble, ein 27 Jahre alter Border-Collie, dessen vegane Ernährung aus Reis, Linsen und biologisch angebautem Gemüse ihm 2002 einen Eintrag in das Guiness Buch der Rekorde als der älteste Hund der Welt einbrachte. (1)

Ich habe mich bereits vor über zwei Jahren dazu entschieden, meinen Hund zum Großteil vegetarisch und zum kleinen Teil mit Bio-Fleisch zu füttern, und er genießt sein Essen sichtlich und erfreut sich bester Gesundheit.

12) Respektieren und akzeptieren Sie auch die kleineren, unscheinbaren Tiere wie Vögel, Maulwürfe, Mäuse, Käfer, Mücken, Schmetterlinge usw. Jedes Lebewesen ist lebenswert und hat seinen Sinn und Platz in der Schöpfung.

Kämpfen Sie nicht mit Hass und Gewalt gegen das Tierleid an. Wir können die Welt nur zum Besseren verändern, indem wir mit unserem eigenen Sosein und unseren

eigenen Handlungen Vorbild für eine friedlichere, liebe-
vollere Lebensweise sind. Nur Frieden schafft Frieden. Ich
weiß aus Erfahrung, dass dies nicht immer leicht umzuset-
zen ist, da es manchmal sehr weh tut zu sehen, was der
Mensch den Tieren antut. Doch Wut, Zorn und Trauer können daran nichts ändern, sondern Veränderung kann nur
dann geschehen, wenn wir diesen Gefühlen Raum in uns
geben, sie akzeptieren und mit Liebe umarmen, sodass
sie sich wandeln und transformieren können. Gleichzeitig können wir in jedem Augenblick neue Impulse, Impulse
der Liebe, aussenden und dem Leben eine neue Richtung
geben. Erinnern Sie sich dabei immer wieder daran, was
Sie wollen. Wenn Sie Frieden wollen, bleiben Sie mit Ihrer
Aufmerksamkeit beim Frieden, gehen Sie für den Frieden
in der Welt, werden Sie zum lebendigen Ausdruck davon,
seien Sie ein Feld des Friedens! Das ist das Wirksamste,
das jeder von uns tun kann.

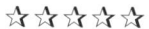

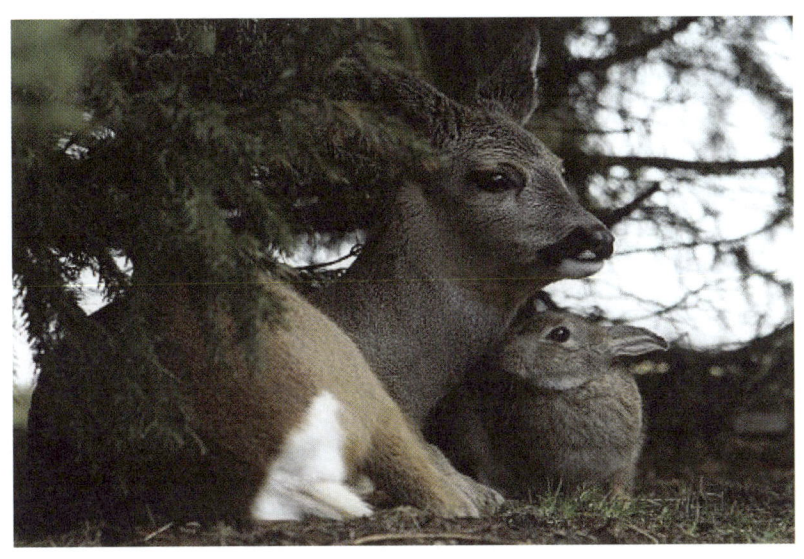

„Alles, was der Mensch den Tieren antut,
kommt auf den Menschen wieder zurück."

Pythagoras, 570 – 510 v. Chr.,
griechischer Philosoph und Mathematiker

Meine Lieblingsrezepte

Hier einige einfache und wohlschmeckende Rezepte aus der Pflanzenwelt zum Ausprobieren. Ich empfehle, die Zutaten in Bio-Qualität zu verwenden. Achten Sie auch darauf, täglich eine ausreichende Menge an Rohkost zu essen. Guten Appetit!

Karotten-Kürbis-Suppe (für 4 Personen)

1 l Gemüsebrühe
250 g Kürbis
250 g Karotten
etwas Sellerie
frisch gemahlene Muskatnuss
frisch gehackte Kräuter

Zubereitung

Gemüse waschen und kleinschneiden und 10 bis 20 Minuten in der Gemüsebrühe gar kochen. Anschließend mit dem Pürierstab zerkleinern und mit Kräutern verfeinern. Man kann diese Suppe auch mit getrockneten Rosenblüten bestreuen.

Zwiebelsuppe (für 4 Personen)

3 große Zwiebeln
1 l Gemüsebrühe
2 EL Öl
Vollkornbrotwürfeln
Frisch gemahlene Muskatnuss
frischer Schnittlauch

Zubereitung

Zwiebeln würfeln und in Öl anbraten. Mit Gemüsebrühe ablöschen und ca. 15 Minuten köcheln. Muskatnuss und eventuell etwas Salz zugeben. Mit gerösteten Brotwürfeln und frischem Schnittlauch bestreuen.

Letscho

6 bunte Paprikaschoten
1 große Zwiebel
500 g Tomaten
etwas Öl zum Anbraten
2 Knoblauchzehen, gepresst
1/8 l Gemüsebrühe
2 - 3EL edelsüßes Paprikapulver
Chili, ev. Salz
1 EL Petersilie, gehackt

Zubereitung

Paprika und Zwiebel in grobe Würfel schneiden. Tomaten sechsteln. Zwiebel in Öl (oder Wasser) leicht anbraten. Paprikapulver dazugeben und unterrühren. Die geschnittenen Paprikaschoten und die gestückelten Tomaten dazugeben. Knoblauch beigeben. Etwas Chili und eventuell ein bisschen Salz unterrühren. Mit Gemüsebrühe aufgießen und zugedeckt etwa 10 Minuten dünsten. Abschmecken und mit Petersilie bestreuen. Schmeckt ausgezeichnet zu Kartoffeln.

Krautfleckerl

Vollkornfleckerl
500 g Weißkraut
2 Zwiebeln
Etwas Öl zum Anbraten
Gemüsebrühe
Pfeffer, Kümmel, Salz
fein gehackte Petersilie

Zubereitung

Geschnittenes Weißkraut mit Pfeffer, Kümmel und Salz würzen. Dann mit etwas Gemüsebrühe aufgießen und ca. 30 min. weichdünsten. Die Zwiebel inzwischen hacken und in etwas Öl (oder Wasser) anbraten. Das weichgedünstete Kraut mit Vollkornfleckerln und der angebratenen Zwiebel vermischen und mit Petersilie bestreuen.

Scharfes Tomaten-Kichererbsen-Ragout (für 2 Personen)

1 Zwiebel
1 grüne Paprika
2 Knoblauchzehen
1 EL Rapsöl
400 g passierte Tomaten
Salz
½ TL Cayennepfeffer
Je 1 Msp. Kreuzkümmel, Zimt, Kardamom
200 g Kichererbsen aus dem Glas
Petersilie, frisch gehackt

Zubereitung

Knoblauch fein schneiden. Zwiebel und Paprika in ca. 1,5 cm große Würfel schneiden, dann im Rapsöl anrösten. Passierte Tomaten zugeben, Salz, Cayennepfeffer und Gewürze zufügen, ca. 5 Minuten zugedeckt leicht köcheln lassen. Kichererbsen zugeben und erwärmen. Ragout mit Petersilie bestreuen und mit Vollkornbrot servieren.

Knoblauch-Spaghetti mit Tomaten und Ruccola

Vollkornspaghetti
Cocktailtomaten
Ruccola
3 Knoblauchzehen
4 EL Olivenöl
1 Chilischote
Salz, etwas Gemüsebrühpulver
frisch gehackte Petersilie

Zubereitung

Knoblauch schälen und in dünne Scheiben schneiden. Im Olivenöl schwach erhitzen und anschwitzen. Halbierte Cocktailtomaten mitdünsten und mit etwas Salz, Chili und Gemüsebrühpulver würzen. Bei Bedarf noch Olivenöl hinzufügen. Abschließend geschnittene Chilischoten und Ruccola unterheben, mit Vollkornspaghetti vermengen und mit Petersilie bestreuen.

Frischkorngericht

3 EL Getreide nach Wahl, frisch geschrotet
1 Apfel
frischer Zitronensaft
geriebene Nüsse
1 Prise Zimt

Zubereitung

Frisch geschrotetes Getreide mit kaltem Leitungswasser zu Brei verrühren und einige Stunden stehen lassen. Abschließend einen geraspelten Apfel, Zimt, etwas Zitronensaft und geriebene Nüsse dazugeben, vermengen und servieren. Man kann auch andere saisonale Obstsorten verwenden.

Mein grüner Lieblings-Smoothie

5 Wirsingkohlblätter
1 Apfel
1 Banane
2 dünne Scheiben Ingwer
2 Tassen Wasser

Zubereitung

Zutaten grob stückeln, in den Mixer geben und gemeinsam mit dem Wasser zu einem sämigen Getränk pürieren.

Mehr Rezepte finden Sie auf meiner Homepage

www.friede-im-herzen.at

Für ein gesundes und glückliches Miteinander
Fünfzehn Interviews und Statements

1. Dr. Klaus Gstirner, Krebsspezialist

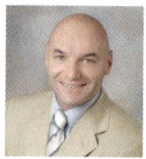 **Dr. Klaus Gstirner** wurde 1963 in Graz geboren. Er ist Arzt und Psychotherapeut, Leiter der Österreichischen Gesellschaft für Logotherapie und Existenzanalyse, Vorstandsmitglied der Österreichischen Gesellschaft für Onkologie und Leiter des privaten „Ganzheitsmedizinischen Tumorzentrums" in Graz. Klaus Gstirner ist verheiratet, glücklicher Vater von drei Kindern und Vegetarier.

„Welche Rolle spielt die Ernährung für die Krebsprävention beziehungsweise bei der Behandlung von Krebs?"

„Die Ernährung spielt in beiden Fällen eine sehr große Rolle. Laut Schulmedizin hat die Ernährung einen großen Einfluss auf zahlreiche Erkrankungen, insbesondere auf Erkrankungen des Magens, der Gallenblase und der Speiseröhre, aber auch auf Brust-, Lungen- und Darmkrebserkrankungen.

Es ist eine Tatsache, dass Krebspatienten, die ihre Ernährung auf eine vegetarische Kostform umstellen, prinzipiell eine längere und höhere Überlebensrate aufweisen. Auch zur Prävention leistet die vegetarische Ernährung einen sehr wichtigen Beitrag.

Vor etwa 20 Jahren wurde in Amerika eine große Studie, die Fraserstudie, an 3.000 Vegetariern durchgeführt. Das Ergebnis war, dass Vegetarier durchschnittlich zehn

Jahre länger leben als Nichtvegetarier und im Durchschnitt 50 Prozent weniger an Krebs erkranken. Auch wenn diese Studie schon etwas älter ist, hat sie bis heute natürlich noch Gültigkeit."

„Welche Ernährungsform ist Ihrer Meinung nach die gesündeste?"

„Eine vegetarische Vollwerternährung mit viel Rohkost in Form von Obst, Gemüse und frisch gepressten Säften, aber auch mit ausreichend Vollkorngetreide."

„Haben Sie unterschiedlichen Erfahrungen mit Patienten gemacht, die ihre Ernährung auf eine vegetarische Kost umstellen, und jenen, die weiterhin fleischbetont essen?"

„Seit siebzehn Jahren habe ich meine Ordination und leite das Tumorzentrum in Graz. In dieser Zeit haben wir nachweislich etwa 7.000 und mehr Tumorpatienten betreut, und an diesen kann man sehen, dass diejenigen, die ihre Ernährung umstellen, das heißt, viel Obst und Gemüse essen und sich zugleich täglich bewegen und bei ihrem Heilungsprozess mitarbeiten, eindeutig länger leben und eine wesentlich bessere Lebensqualität haben als die Menschen, die eine Chemotherapie bekommen, zu Hause weiterhin Fleisch essen, das viel zu schwer und zu fettig ist, sich nicht bewegen und in Selbstmitleid verfallen. Das bedeutet, dass die Ernährung immer eine ganz wichtige

Rolle spielt, aber auch, dass der Patient aktiv an seiner Heilung mitarbeiten muss."

„Aus welchen Gründen ist es ratsam, den Fleischkonsum zu beenden oder zumindest zu reduzieren, und warum ist eine vegetarische Ernährungsform aus ärztlicher Sicht empfehlenswert?"

„Den Fleischkonsum zu beenden ist deshalb sinnvoll, weil man dadurch seinem Körper weniger freie Radikale zuführt. Freie Radikale sind aggressive Moleküle, die nach heutigem Wissensstand hauptverantwortlich für viele Erkrankungen, auch Krebserkrankungen, sind. Durch eine pflanzliche Kost hingegen, die ja viele lebende Vitalstoffe enthält, führe ich dem Körper Radikalenfänger, sprich Antioxidantien zu. Diese kommen vor allem in Obst, Gemüse und Getreide vor. Das heißt einerseits: Je mehr Obst, Gemüse, Getreide und frisch gepresste Säfte man zu sich nimmt, desto weniger krebserregende Stoffe führt man zu. Andererseits können krebserregende Stoffe im Körper durch eine pflanzliche Kostform wesentlich besser gebunden werden.

Außerdem enthält die pflanzliche Kost Ballaststoffe. Diese wurden so bezeichnet, weil sie lange Zeit als „Ballast", also als überflüssig, galten. Heute weiß man, dass sie zu den lebensnotwendigen Stoffen gehören, die krebsauslösende Substanzen und Schadstoffe binden können und die Darmentleerung anregen. Tierische, fettreiche Produkte haben eine Stuhltransitzeit von etwa 48 Stunden, während pflanzliche Kost eine Stuhltransitzeit von nur etwa 12 - 15 Stunden aufweist. Unter Stuhltransitzeit versteht man den Zeitraum, den das jeweilige Nahrungsmittel braucht, bis es als Stuhl wieder ausgeschieden wird.

Das bedeutet einerseits, dass tierische und fettige Produkte eine wesentlich größere Belastung und mehr Arbeit für unseren Organismus bedeuten. Andererseits haben krebserregende Stoffe bei einer Kost aus Produkten tierischen Ursprungs wesentlich länger Zeit, in den Körper einzudringen als bei einer pflanzlichen Ernährungsform."

„Welche weiteren Lebensgewohnheiten sind, neben einer vegetarischen Ernährung, noch wichtig für unsere Gesundheit?"

„Sich täglich zu bewegen ist sehr wichtig für ein starkes Immunsystem und eine gute Durchblutung. Dann rate ich den Menschen, auf eine ausreichende Flüssigkeitszufuhr zu achten und ungesunde Lebensfaktoren wie Rauchen, zu viel Zucker und Stress zu meiden. Auch Alkohol kann über Umwege eine Krebserkrankung fördern.

Für die Heilung ist zugleich der Glaube an sich selbst sehr wichtig. Ich konnte über viele Jahre beobachten, dass Menschen, die an Gott glauben, oft besser mit ihrer Krebserkrankung umgehen können. Sie scheinen sie gelassener und ruhiger zu nehmen, fühlen sich geborgener, und sie vertrauen, wodurch sie eine bessere Heilungschance aufweisen."

„Seit wann ernähren Sie sich vegetarisch, und was hat Sie zu dieser Entscheidung bewogen?"

„Ich ernähre mich seit zwanzig Jahren vegetarisch. Hauptgrund war meine intensive Beschäftigung mit Ernährungsstudien und Studien über Krebserkrankungen und den Krebsverlauf. Dies ließ mich eindeutig erkennen, dass eine vegetarische Kost die gesündeste ist.

Vor dreizehn Jahren habe ich geheiratet, und meine Frau ist seit ihrer Geburt Vegetarierin. Mittlerweile haben wir drei Kinder im Alter von drei, fünf und neun Jahren, die auch noch nie Fleisch gegessen haben. Sie entwickeln sich prächtig und sind im Vergleich zu vielen anderen Kindern sehr gesund und robust."

„Sind Milchprodukte für unsere Gesundheit notwendig?"

„Nein, das sind sie nicht. Kalzium, Eiweiß, Vitamin B12 und Eisen findet man ebenso in pflanzlicher Kost. Gestößelter Sesam enthält beispielsweise wesentlich mehr Kalzium als Käse und Milch. Wenn man jedoch beginnt, vegan-vegetarisch, also nicht nur ohne Fleisch, sondern auch ohne Milch, Milchprodukte und Eier zu leben, ist es wichtig, sich zu informieren. Es genügt nämlich nicht, einfach die tierischen Produkte wegzulassen.

Wenn man sich für Ernährungsfragen interessiert und sich dazu Gedanken macht, gibt es mit dieser Ernährungsform überhaupt kein Problem. Ganz im Gegenteil, sie ist eine sehr gesunde Ernährungsform, und zudem eine ethische.

In meine Ordination kommen viele Vegan-Vegetarier, um ihren Gesamteiweißhaushalt, ihren Vitamin B12-Spiegel, Kalziumspiegel und Eisenspiegel messen zu lassen. Am ehesten ist bei ihnen ein Vitamin B12-Mangel zu finden, aber das ist zumeist darauf zurückzuführen, dass sie sich entweder zu einseitig ernähren oder durch eine Antibiotika-Einnahme ihre Darmflora zerstört wurde. Eine gesunde Darmflora bildet nämlich das notwendige Vitamin B12 selbst.

Unsere drei Kinder sind auch ohne Milchprodukte aufgewachsen, und sie sind vollkommen gesund. Auch meine Frau ist Vegan-Vegetarierin: Sie lebte auch während ihrer Schwangerschaften rein pflanzlich, und ihr ging es wunderbar."

„Gibt es noch etwas, das Sie den LeserInnen zur Bedeutung einer fleischlosen Ernährung mitteilen möchten?"

„Ja, dass sie bei einer vegetarischen Ernährungsweise grundsätzlich keine Angst vor Mangelerscheinungen zu haben brauchen.

Außerdem möchte ich erwähnen, dass es in der Medizin das Fach Ernährung nicht gibt. Das heißt, wenn sich ein Arzt nicht von sich aus intensiv mit dem Thema Ernährung auseinandersetzt, hat er nie etwas über die Unterschiede zwischen veganer, vegetarischer und fleischlicher

Kost gelernt. Und daher gibt es viele Ärzte, die falsche Meinungen und unnötige Ängste verbreiten, weil sie nur das nachsprechen, was im Allgemeinen erzählt wird. Der Grund dafür ist, wie gesagt, das mangelnde Wissen von einer gesunden, artgerechten Ernährung.

Wenn man sich intensiv mit gesunder Ernährung beschäftigt, die neusten Studien ernst nimmt und dieses Wissen zur eigenen Erfahrung werden lässt, erkennt man, dass die vegetarische wie auch vegan-vegetarische Ernährungsform einen sehr großen gesundheitlichen Vorteil gegenüber der weitverbreiteten Mischkost mit Fleischprodukten hat."

„Danke für dieses Gespräch!"

2. Doris Henninger, Fernsehredakteurin

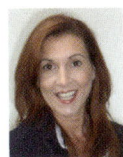 Doris Henninger, Jahrgang 1975, lebt mit ihrem Partner und dem gemeinsamen Sohn in Niederösterreich und ist seit dreizehn Jahren als Fernsehredakteurin tätig. Eine Fernsehreportage über die Missstände in einem Schweinemastbetrieb haben ihre Ernährungsgewohnheiten und ihre Sichtweise nachhaltig verändert.

Schluss mit der Massentierhaltung!

„Als Kind habe ich gerne Fleisch gegessen. Besonders wenn meine Großmutter nach guten alten Rezepten gekocht hat. Im Erwachsenenalter machte ich mir erste Gedanken über ethische Grundsätze. Aber wer als Fleischesser niemals persönlich mit der Realität der Massentierhaltung konfrontiert wird, sieht keinen Anlass, seine Essgewohnheiten zu ändern. Und damit komme ich zu meiner ganz persönlichen Erfahrung.

Wie in jedem Beruf sind manche Begebenheiten langweilig, andere wirken nachhaltig. Manche Dreharbeiten habe ich bereits kurz nach Dienstschluss vergessen, andere werden mir für den Rest meines Lebens in Erinnerung bleiben, was bei folgendem Beitrag der Fall war.

Wir hatten uns mit dem Gründer einer Tierschutzorganisation verabredet. Er wollte uns ein heimlich gedrehtes Video übergeben, das die furchtbaren Missstände in einem bekannten niederösterreichischen Schweinemastbetrieb dokumentierte.

Wir machten uns auf den Weg ins südöstliche Niederösterreich, wo der Tierschützer einen Gnadenhof betrieb. Das bäuerliche Anwesen war der Himmel für Tiere, die durch die Hölle gegangen waren. Federlose Hühner aus Legebatterien, die das Gehen niemals gelernt hatten. Kaninchen aus Versuchslaboren, die gar nicht wussten, was Leben bedeutete. Ziegen, die trotz Altersschwäche „lächelten", ja, wirklich lächelten, weil sie einfach nur da sein durften. Es war zum Heulen schön und so furchtbar traurig, dass ich beinahe vergaß, aus welchem Grund wir gekommen waren.

Der Tierschützer begrüßte uns herzlich, führte uns herum und erzählte uns von seinem Paradies, das er aus eigenen Finanzmitteln unterhielt. Wir folgten ihm ins Büro, wo wir das Video auf unser TV-Format kopieren wollten. Das Erste, was wir nach Einschalten des Geräts hörten, bevor wir etwas erkennen konnten, war das Schreien der Schweine. Es war furchtbar und erinnerte mich an eine Begebenheit in meiner Kindheit, als ich völlig traumatisiert aus einem Hühnerstall gelaufen war. Dort hatte ich Tausende schreiender Hühner in einer schrecklichen Legebatterie gesehen, die mit der naiv-romantischen Bauernhof-Phantasie eines Kleinkinds nichts zu tun hatte.

Auf dem Video sah man kranke Tiere mit offenen, blutenden Wunden, die sich in den düsteren, fensterlosen Ställen auf den in Schweinemastanlagen üblichen Spaltböden, auf deren Streben sie unnatürlich balancieren mussten, kaum noch auf den Beinen halten konnten. Dazwischen tote Kadaver von Schweinen. Dann das Unfassbare: Die Lebenden fraßen die Toten. Andere Tiere sah man mit ihren offenen, teilweise blutenden Wunden an ihren krankhaft deformierten Gelenken verängstigt umherirren. Außerdem hatten die dicht gedrängten Schweine viel zu wenig Platz.

Das Video war wenige Tage zuvor von einem Tierschützer, der in das Betriebsgelände eingedrungen war, heimlich gedreht worden. Tierschützer hatten das Material allen großen Medien (Print und TV) zur Verfügung gestellt, doch nur zwei österreichische Tageszeitungen nahmen Notiz davon und brachten einen kurzen Beitrag. Aber es gab auch eine Erfolgsmeldung: Ein großer Lebensmittelkonzern hatte davon erfahren und das aus diesem Betrieb stammende Schweinefleisch aus seinen Supermarktregalen verbannt.

Meine ganz persönliche Konsequenz aus dieser Geschichte war die Entscheidung, nie wieder Fleisch zu essen. Ich konnte es einfach nicht mehr. Meiner Kamerafrau ging es genauso. Ab diesem Tag war Fleisch für uns kein Thema mehr, denn wir hatten mit eigenen Augen gesehen, welche Quälerei die Massentierhaltung für Schweine oder andere Tiere bedeutet.

Übrigens habe ich damals auch ein Telefoninterview mit dem verantwortlichen Schweinezüchter geführt. Vor der Kamera wollte er keine Stellungnahme abgeben, weil er, wie er sagte, mit Journalisten schlechte Erfahrungen gemacht hätte, aber er versicherte mir, dass in seinem Stall alles seine Richtigkeit habe. Die im Video gezeigten Missstände seien übertrieben dargestellt worden. In der Regel würden tote Tiere sofort beseitigt werden, sodass es zu keinen kannibalischen Handlungen kommen würde.

Derartige Haltungsbedingungen sind in der Tat legal. Nach den Bestimmungen der EU braucht einem Schwein lediglich eine Grundfläche von 0,70 Quadratmetern zugebilligt werden – eine für diese intelligenten und bewegungsfreudigen Tiere kaum vorstellbare Enge. Hinzu kommt ein hoher Medikamenteneinsatz, unnatürliches Futter, das Fehlen von Tageslicht und das durch die Enge völlig unterbundene Sozialverhalten in der Massentierhaltung, die immer mit Qual und Leid einhergeht.

Für mich hat sich seit diesem Fernsehbeitrag viel verändert. Ich bin mehr denn je Tierfreundin und Tierschützerin und kaufe und esse bewusster. Und ich mag nur noch lebende Tiere."

3. Dr. Karl-Heinz Loske, Biologe und ehemaliger Jäger

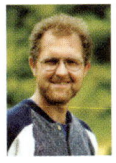 Der deutsche Biologe und ehemalige Jäger Dr. Karl-Heinz Loske, Jahrgang 1956, ist seit 1985 Inhaber des Büros Landschaft und Wasser und arbeitet als unabhängiger, vereidigter Umweltsachverständiger. Er ist Autor des Buches *Von der Jagd und den Jägern* und hat zahlreiche Publikationen zu den Themen Umweltverträglichkeit, Landschaftsökologie und Artenschutz verfasst. Er lebt seit etwa fünfzehn Jahren als Vegetarier. www.buero-loske.de

Jagd hat keine ökologische Berechtigung!

„Seit Jahren kritisieren Tier- und Naturschützer auf der Basis von konkreten Zahlen und Fakten die Jagd. Es ist längst erwiesen, dass die Freizeitjagd überflüssig und schädlich ist und sich nicht mit wissenschaftlichen Argumenten rechtfertigen lässt. Die vielen Publikationen und Bücher gegen die Jagd haben inzwischen die öffentliche Einstellung zur Jagd nicht verändert, im Gegenteil: Nie zuvor wurden so viele Tiere geschossen, scheint eine Jagdreform weiter entfernt denn je.

Was kann man tun? Eine Abschaffung der Jagd wird nicht dadurch erreicht, dass man mit Jägern ihre längst widerlegten, pseudowissenchaftlichen Mythen diskutiert. Um die Jagd abzuschaffen, muss man die Motive und Leidenschaften der Jäger durchschauen, denn die Motive, auf die Jagd zu gehen, sind den Jägern meist selbst nicht bewusst.

Die heutige, von Jagdfunktionären beschworene „Jagdkultur" hat nichts mehr mit der einst hochspirituellen Ethik von Jägervölkern zu tun. Sie ist zu einer Beherrschung und Manipulation des Lebendigen verkommen. Während die alten Jagdmythen der Naturvölker authentisch waren und gelebt wurden, sind die Mythen der Hobbyjäger von heute tot und durch die abendländische Kulturgeschichte konditioniert. Die Freizeitjagd ist das Ergebnis einer patriarchalischen, jüdisch-christlichen Schöpfungsidee, die Mensch und Tier radikal trennt und der Tierseele ihre Existenz und ihr Existenzrecht abspricht. Die Degradierung des Tiers zum Nutzobjekt bewirkt, dass Jäger heute Wildschweine, Hasen und Enten mit einer mitgefühllosen Haltung schießen, als würden sie Raps ernten oder Sand abbauen.

Ich selbst habe diesem Denken eine kurze Zeit gehuldigt. Mit fünfzehn Jahren wurde ich zum Jagdhelfer, Wildheger und Treiber in den freiherrlichen Niederwildrevieren meiner Heimat. Ich begleitete den Förster, versorgte die Fütterungen, stellte Fallen auf und zählte das Wild im Revier. Ich glaubte an den Jäger als Heger. Jeden Herbst und Winter nahm ich als Treiber an Gesellschaftsjagden teil, um endlich mit siebzehn Jahren die Jägerprüfung zu absolvieren. Jetzt gehörte ich zu einem Männerbund! Doch spätestens seit meiner ersten Treibjagd bewegte mich die Frage, warum Jäger unbedingt töten wollten, obwohl sie es doch nicht (mehr) mussten.

Diskutiert man die Jagdmotivation unter tiefenpsychologischen Aspekten, kommt man zwangsläufig zu dem Schluss, dass Jagd viel mit entarteten, männlichen unerlösten Aggressionen zu tun hat, die als Verdrängung, Projektion, Minderwertigkeitsgefühl und Geltungssucht zutage treten. Die heutige blutige Hobbyjagd ist eine kurzfristige Triebentladung, ein zwanghaftes und im Kern unbeständiges Pseudo-Lustritual, das von männlich-destruktiven Emotionen lebt, die auf die Abreaktion an schwächeren Geschöpfen aus sind. Dieses Denken hat nichts mit dem Fluss natürlicher Prozesse zu tun. Es verkörpert lediglich den männlichen Anspruch auf Manipulation und Beherrschung der natürlichen Welt.

Jagen ist daher kein Ausdruck von Liebe zur Natur. Es wird vielmehr durch krankhafte emotionale Strukturen und irrationale Leidenschaften geprägt. Wer tötet, was er liebt, ist nach Ansicht aller Pioniere der Tiefenpsychologie seelisch krank. Das sinnentleerte Töten von Lebewesen auf der Freizeitjagd kann keine Therapie für die Natur sein. Es ist Symptom einer psychischen Krankheit, die „behandelt" werden muss. Denn die Evolution zwingt uns nicht, anderen Lebewesen Schmerz und Leid zuzufügen. Sie lässt die Liebe zu und bietet reale Alternativen zu Gewalt und Dominanz.

Mit Hilfe der Theorien der Jungianischen Psychologie von Anima und Animus sowie des kollektiven Unbewussten lässt sich darstellen, dass destruktive Jagdleidenschaften aus der Unterdrückung weiblicher Attribute, wie Mitgefühl, Fürsorge und Intuition, und der Überbetonung männlicher Eigenschaften, wie Unterdrückung, Herrschaft und Kontrolle, entstehen. Ein Jäger muss deshalb seinen weiblichen Schatten akzeptieren und seine archetypische männliche Energie nutzen, um dem Leitbild des edlen Kriegers zu folgen. Auf diesem langen und beschwerlichen

Weg entdeckt er dann eine Natur, die nicht von brutaler Dominanz, sondern vom Prinzip der Partnerschaft lebt. Wer kein Fleisch mehr isst und seine Waffe freiwillig fort-legt, um Bruder Tier Schutz zu gewähren, wird mit dessen Vertrautheit und Zuneigung belohnt. Nur dieser Nichtjäger hat tief in sich begriffen, dass es keinen Sinn macht, mit dem Vergießen des Blutes anderer fühlender Wesen ei-gene Probleme lösen zu wollen. Der ethisch gereifte und durch echte Selbsterkenntnis geläuterte einstige Lustjäger wird so zum Verbündeten und Beschützer der Tiere und zum Hüter des Lebens, der aus der Kraft seiner Mitte he-raus Frieden mit der Erde schließt."

4. Dr. Anton Rotzetter, Kapuzinerpater

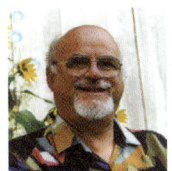 Dr. Anton Rotzetter wurde am 3.1.1939 in Basel geboren. 1959 trat er in den Kapuzinerorden ein und ein Hochschulstudium in Freiburg (Promotion), Bonn und Tübingen an. Bis 1988 war Anton Rotzetter Leiter des Instituts für Spiritualität in Münster, von 1988 bis 1998 Präsident der Franziskanischen Akademie. Sieben Jahre war er Wort-zum-Sonntag-Sprecher beim Fernsehen DRS und bis Ende 2000 regelmäßiger Sprecher in „Erfüllte Zeit" beim ORF1. Seit 2004 ist Anton Rotzetter Präsident von AKUT Schweiz (Aktion Kirche und Mensch). Außerdem ist er Mitbegründer des im Jahr 2009 geschaffenen Instituts für theologische Zoologie in Münster/Westfalen. Der Kapuzinerpater hat rund 70 Bücher verfasst, die teilweise in mehrere Sprachen übersetzt wurden. Anton Rotzetter lebt seit 1994 vegetarisch.

Das Netz der Liebe

„Von Tieren oder gar Fischen ist im berühmen Loblied des Franz von Assisi, dem sogenannten Sonnengesang, nicht ausdrücklich die Rede. Aber man kann ihn nur richtig verstehen, wenn man auch die Tiere in die Deutung mit einbezieht. Es war ja die Absicht des Franziskus, eine Welt zu beschreiben, in der alles mit allem und letztlich mit Gott versöhnt ist. Alles ist Bruder oder Schwester.

Da sind die Gestirne: Die Sonne ist Bruder, der Mond und die Sterne sind Schwestern, eine großartige Verschwisterung des Lichts, des Scheins und des Widerscheins.

Da sind die vier Elemente, aus denen die gesamte irdische Wirklichkeit, auch Mensch und Tier, zusammengesetzt ist: Den Brüdern Wind und Feuer stehen die Schwestern Wasser und Erde zur Seite – eine wunderbare Verschwisterung der tragenden Kräfte der Biosphäre, der Welt, ohne die wir nicht leben können. Immer schön paarweise ein Bruder und eine Schwester – so, als ob Franziskus sagen wollte: Es ist nicht gut, dass irgendein Geschöpf dieser Erde allein bleibt. Die Schöpfung ist ein einziges Netz von Beziehungen, Zuwendung und Verschwisterung.

Schließlich verschwistert sich die Liebe mit dem Tod und stellt sich in den Dienst des Lebens und des umfassenden Friedens.

Miteinander verschwistert, erhebt sich die ganze Schöpfung zum nicht abbrechenden universalen Lob Gottes.

Was nun von großer Bedeutung ist – auch für ein heutiges Verständnis des Weltganzen –, ist die durchgehende Bezeichnung Bruder beziehungsweise Schwester. Da steht der Mensch nicht als Potentat und Herrscher über den andern Geschöpfen, nein: Alles wird auf eine quasipersonale Ebene emporgehoben, jedes ist dem anderen Bruder oder Schwester, ob Stein, Wassertropfen, Windhauch, Flamme; die Blume, die Fliege, die Asylantin – Schwestern; der Pilz im Walde, der Maulwurf unter der Erde, der Fremde aus der Ferne – Brüder.

Viel zu leichtsinnig singt der moderne Mensch dieses faszinierende Lied der Versöhnung, das Franziskus vor vielen Jahrhunderten gesungen hat. Wenn die Luft meine Schwester ist, kann ich sie dann noch so verpesten, indem ich ungehemmt mit dem Auto herumfahre, billig nach Mallorca fliege, die Hauswärme nach außen entlasse? Wenn das Tier mein Bruder ist, kann ich es dann noch quälen, massenweise töten, ungehemmt essen? Wenn der Mensch mein Bruder ist oder meine Schwester, kann ich ihm oder ihr dann noch schaden wollen, ihn oder sie verletzen, aus dem Land jagen? Wenn alles, was mir in der Wirklichkeit begegnet, Bruder oder Schwester ist, dann bin ich mit allem verwandt. Und wenn ein Geschöpf zugrunde geht, dann geht etwas in mir selbst zugrunde, meint der Franziskanertheologe Alexander von Hales im 13. Jahrhundert. Ich möchte hinzufügen, dass mein Verhältnis zu Gott wesentlich gestört ist, wenn ich irgendeinem Geschöpf das Geheimnis abspreche, das Gott in es hineingelegt hat. Denn alles spricht von Gott, nicht von Tod."

5. Dr. Eisenhart von Loeper, Rechtsanwalt

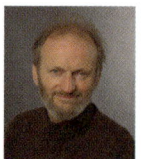 Dr. Eisenhart von Loeper wurde 1941 geboren. Er ist Rechtsanwalt, hat zahlreiche Beiträge zum Recht der Tiere publiziert, 2002 auch als Kommentator des deutschen Tierschutzgesetzes, und wurde für seine engagierte Arbeit als Tierrechtler 2005 vom Bundespräsidenten mit dem Bundesverdienstkreuz ausgezeichnet. 1987 bis 2006 war Eisenhart von Loeper Bundesvorsitzender der Menschen für Tierrechte und zugleich Sprecher der Juristen für Tierrechte. Sein anwaltlicher und zugleich verbandspolitischer Arbeitsschwerpunkt war die rechtliche Aufarbeitung von Konfliktfällen des Mensch-Tier-Verhältnisses und die Einflussnahme auf die Gesetzgebung zur Verbesserung der rechtlichen Rahmenbedingungen für die Tiere. Er hat sich unter anderem erfolgreich für die Aufnahme des Tierschutzes in das Grundgesetz eingesetzt. Dadurch hat das Tierschutzrecht einen wesentlichen Bedeutungszuwachs erlangt, der allerdings noch die Ergänzung durch die Einführung eines gesetzlichen Klagerechts für Tiere (Tierschutz-Verbandsklage) erfordert. Eisenhart von Loeper lebt seit über fünfzig Jahren vegetarisch.

Das Recht der Tiere als Weg zum Frieden

„Was hat das Recht der Tiere mit dem Frieden zu tun? Ist nicht der Friede eine allein menschliche Angelegenheit, die von den Mächtigen dieser Welt entschieden wird? Genau hierin liegt die Struktur des Unfriedens, der dem Leben der Entrechteten eine ungeheure Gewalt antut – oft im Gewand des Gesetzes. Dem Schwächeren Raum und Fürsorge zu geben, ist eine zutiefst rechtliche Aufgabe.

Wir erwarten von den Großmächten, dass sie unsere Lebensrechte achten, auch wenn wir ihnen an Machtmitteln unterlegen sind. Gäbe es höherrangige Lebewesen als uns, die uns nach Gutdünken zu ihren Zwecken missbrauchten, sähen wir uns in unseren Menschenrechten verletzt. Aus Sicht der Tiere aber sind wir solch eine lebensbedrohende Großmacht. Sie stehen uns zwar biologisch nahe, sind uns aber in ihrem täglichen Leben, in ihrem Leiden, ihrer Angst und ihrem Sterben in höchstem

Maße ausgeliefert. Das Tier trifft der Schmerz meist trost-
los. Das von uns ihm angetane, fortwährende Leiden
knechtet es schrecklich.

Es ist der versteinerte Mensch, der das Tier nicht sieht
und als Mensch versagt. Milliarden fühlende Tiere warten darauf, dass wir sie ansehen. Dann erst kann es geschehen, dass wir uns verwandeln: in einen nicht mehr
versteinerten Menschen, in einen Anwalt der Tiere. Dazu
gehört auch, das Gesetzesrecht für Tiere einklagbar zu
machen durch berufene Anwälte der Tiere (anerkannte
Tierschutzverbände). Nur wenn wir den Tieren ein Recht
gewähren, können wir überzeugend Gerechtigkeit von
denen verlangen, die uns gegenüber mehr Macht haben.
Das Freisein von vermeidbaren Leiden, von Angst und Tod
steht uns selbst nicht zu, so lange wir den Tieren genau
diese Not durch unsere Ernährungs- und Lebensweise zufügen.

Darum lasst uns Menschen sein mit Gefühl und Gewissen. Es dient sogar unserem eigenen Wohlergehen, nicht
mitschuldig zu sein an dem schrecklichen Leiden und dem
massenhaften Quälen und Töten unserer Mitgeschöpfe.
Wissenschaftlich gesehen sind alle Tiere, die in der
menschlichen Zivilisation zu Nutztieren, Versuchstieren,
Schlachttieren degradiert und mit unvorstellbarer Grausamkeit missbraucht werden, entwicklungsgeschichtlich
unsere älteren Geschwister. Sie besitzen ein vergleich-
bares oder gar identisches Nervensystem wie wir, und sie
fühlen, leben und leiden wie wir. Über die Spiegelneuronen
gehen einfühlsame Menschen in das Feld der Tiere und

erleben mit, was ihnen geschieht, so, wie wir auch zwischenmenschlich das Leid anderer mitempfinden können. Angesichts der Tatsache, dass viele Menschen sagen, sie könnten die schrecklichen Bilder gequälter Tiere nicht aushalten, weil sie sie zu sehr belasten, sollten wir doch unbedingt prüfen, was für das Recht und das Wohlbefinden der Tiere getan werden kann. Denn auch wenn wir ihre Schreie und Seufzer hinter den schalldichten Wänden nicht hören und ihr Leid nicht sehen können, wirkt es doch auf uns und unsere Gesellschaft zurück.

In einer persönlichen Grenzsituation erfahren wir am ehesten, was unser Leben ausmacht. So erfasste mich vor einigen Jahren eine schwere Erkrankung unklarer Ursache, bis hin zu Lähmungserscheinungen und starkem Gewichts- und Kräfteverlust. Nach dramatischen Grenzerlebnissen, und obwohl ich von Schulmedizinern schon aufgegeben war, habe ich mit der Hilfe vieler wieder zu neuem Leben gefunden und eindringlich erfahren, dass ich den Einklang mit mir selbst und mit meiner Mitwelt nur gewinne, wenn ich in meiner Wesenstiefe berührt und dankbar bin für den täglichen Lebensquell: wenn ich liebend bin, mit dem Herzen sehe und im Kontakt mit anderen meine Verantwortung wahrnehme.

Wenn wir wachsam liebende statt versteinerte Menschen sind und uns als solche unseren Mitmenschen und den Tieren als unsere Mitgeschöpfe zuwenden, kann Frieden entstehen, auch für uns Menschen."

6. Prof. Dr. Claus Leitzmann, Ernährungswissenschftler

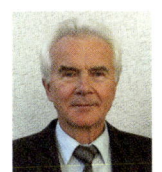

Claus Leitzmann wurde 1933 in Dahlenburg, Niedersachsen, geboren. Er studierte Chemie, Mikrobiologie und Biochemie in den USA und promovierte 1967. Danach war er bis 1969 als wissenschaftlicher Assistent von Paul Boyer (Nobelpreis 1997) in den USA und bis 1974 als Dozent für Biochemie und Ernährung und als Leiter eines Forschungslabors in Thailand tätig.

Ab 1974 arbeitete Claus Leitzmann am Institut für Ernährungswissenschaft der Universität Giessen, wo er in den Jahren 1990 – 1995 auch Direktor war. 1998 wurde er emeritiert. Seine Forschungsschwerpunkte liegen in den Bereichen Ernährung in den Entwicklungsländern, Vegetarismus, Vollwerternährung, Ballaststoffe, sekundäre Pflanzenstoffe und Ernährungsökologie. Claus Leitzmann publizierte über 600 wissenschaftliche Veröffentlichungen, davon 27 Bücher. Er ist Mitglied und Ehrenmitglied unterschiedlicher wissenschaftlicher Gesellschaften sowie wissenschaftlicher Beiräte von Fachgremien, Stiftungen und Fachzeitschriften. 1988 erhielt er den Zabelpreis für Krebsprävention und 1997 den Preis der Dr. Broermann Stiftung für präventive Ernährung. Claus Leitzmann ist seit 31 Jahren Vegetarier.

Tiere sind meine Freunde

„Das 5. Gebot der Christen: „Du sollst nicht töten" diente dem irischen Schriftsteller und Vegetarier Georg Bernhard Shaw als Basis für eine seiner meist zitierten Aussagen: „Tiere sind meine Freunde, und meine Freunde esse ich nicht." Seine damaligen Aussagen sind heute noch genauso gültig wie vor über einhundert Jahren, als dieser unbestechliche Sozialkritiker zu dem Thema Tierschlachtungen ethisch Stellung bezog. Der militärische Begriff „Stellung beziehen" war für die damalige Zeit genau passend, denn es handelte sich um mehr als um eine ideologische Auseinandersetzung, da es auch um soziale, kulturelle und wirtschaftliche Interessen ging.

Die Grabenkriege wurden darum geführt, ob der Vegetarismus überhaupt für eine bedarfsgerechte Ernährung tauglich sei und zur allgemeinen Nachahmung empfohlen werden dürfe. Shaw bewies mit seiner vegetarischen Ernährung, dass er auf dem richtigen Weg war, denn er erreichte ein Alter von 95 Jahren. Bekannt ist auch die Anekdote über die Empfehlung seines Arztes: „Essen Sie Fleisch, sonst müssen Sie sterben." Shaws späterer Kommentar: „Ich tat keins von beiden."

Zur damaligen Zeit hatten die Vegetarier gerade ihre ersten Vereine gegründet, und die Lebensreformbewegung war im vollen Gange. Die Ernährungsmediziner hatten just entdeckt, wie wichtig das Eiweiß für den Muskelaufbau und damit für die körperliche Leistung ist. Da man wusste, dass Fleisch ein bedeutender Eiweißlieferant ist, war die allgemeine Akzeptanz des Vegetarismus sehr begrenzt. Damals ahnte man, und heute wissen wir, dass der Bedarf des Körpers an Eiweiß und allen anderen Nährstoffen auch mit einer vegetarischen Ernährung mehr als ausreichend gedeckt werden kann. Aber noch immer sind wir in einer Situation gefangen, die der Ernährungsmediziner Werner Kollath Mitte des vergangenen Jahrhunderts mit folgenden Worten zusammenfasste: „Vieles ist bekannt, leider in verschiedenen Köpfen."

Das Naturwesen Mensch hat sich im Laufe seiner Evolution allmählich zu einem Kulturwesen entwickelt. Auch wenn zu dieser Entwicklung wohl auch der Verzehr von Tieren beigetragen hat, bedeutet das nicht, dass wir weiterhin Fleisch essen müssen. Im Gegenteil. Der Vegetarier Wilhelm Busch hat sich dazu wie folgt geäußert:

„Wahre menschliche Kultur gibt es erst, wenn nicht nur die Menschfresserei, sondern jeder Fleischkonsum als Kannibalismus gilt."

Heute sind wir in einer vergleichbar einfachen Situation, denn durch die wissenschaftlich gut belegten positiven Auswirkungen der vegetarischen Ernährung auf die Gesundheit des Menschen wird diese Ernährungsform nur noch bedingt von offizieller Seite bekämpft. Außerdem zeigt sich, dass die Erzeugung pflanzlicher Lebensmittel die Umwelt deutlich weniger belastet als die Produktion tierischer Nahrungsmittel. Trotzdem gibt es noch viel Überzeugungsarbeit zu leisten, um den vegetarischen Lebensstil zu verbreiten.

Von den vielen Möglichkeiten, Menschen davon zu überzeugen, dass wir für unsere Ernährung keine Tiere zu töten brauchen, ist die Einladung zu einem vegetarischen Essen. Die vegetarische Ernährung ist nicht nur gesund, ethisch unbelastet und umweltschonend, sondern sie kann auch sehr lecker zubereitet werden. Eine drastische Maßnahme wäre die Besichtigung eines Schlachthofs, der in Betrieb ist. Der Schriftsteller und Vegetarier Leo Tolstoi sagte vor 150 Jahren: „So lange es Schlachthäuser gibt, wird es auch Schlachtfelder geben." Dieser Satz hat nach wie vor Gültigkeit. Der Irak, der Sudan und Afghanistan lassen grüßen.

Besonders Kinder sind schnell davon zu überzeugen, dass Tiere nicht getötet werden sollten. Ihnen sollte die Erkenntnis vermittelt werden: „Wer alt werden will, muss früh damit anfangen." Die Erfahrung zeigt, dass Kinder wie Löschblätter sind: Sie nehmen begierig alles in sich auf, was wir ihnen vorleben. Hier liegt eine große Verantwortung und Verpflichtung, sich selbst möglichst beispielhaft zu verhalten.

Es ist zu wünschen, dass die Menschheit in den kommenden Jahrzehnten oder zumindest in den nächsten Generationen in ihrem eigenen seelischen und körperlichen Interesse ihr Verhalten nachhaltig ändert, damit die von Leonardo da Vinci vor über 500 Jahren geäußerte Prognose eintritt: „Es wird die Zeit kommen, in der wir das Essen von Tieren ebenso verurteilen, wie wir heute das Essen unseresgleichen, die Menschfresserei, verurteilen."

Tiere sind unsere Mitgeschöpfe und sollten nicht als reine Produktionsmittel in unserer technischen Welt behandelt werden. Ein erster Schritt zu weniger Fleischkonsum wäre, nur Erzeugnisse aus ökologischer Landwirtschaft zu kaufen. Hier werden Tiere in kleinerer Anzahl und unter artgerechteren Bedingungen gehalten, sodass sie zumindest bis zu ihrer Schlachtung weniger leiden. Und allein der höhere Preis würde bereits zu einem geringeren Fleischkonsum führen. „Der erste Schritt ist der halbe Weg", sagte schon Konfuzius vor über 2500 Jahren, und Laotse ergänzte 200 Jahre später: „Der längste Weg beginnt mit dem ersten Schritt."

Bereits vor über 2500 Jahren empfahl der griechische Mathematiker Pythagoras, keine Produkte von getöteten Tieren zu essen. Etwa 100 Jahre später lebte der griechische Mediziner Hippokrates, das Vorbild der europäischen Medizin. Er gab eine universelle Empfehlung: „Eine einfache Ernährung, ausreichend körperliche Bewegung und Maßhalten in allen Dingen sind das beste Rezept, um ein langes Leben in Gesundheit zu erreichen."

Dr. Kurt Remele, Theologe

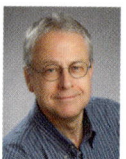

Dr. theol. Kurt Remele, Jahrgang 1956, studierte katholische Theologie und Anglistik/Amerikanistik in Graz und Bochum. Von 1984 – 1990 war er wissenschaftlicher Mitarbeiter an der Ruhr-Universität Bochum und von 1990 – 1992 pädagogischer Mitarbeiter am Sozialinstitut Kommende in Dortmund. Seit 1992 ist Kurt Remele am Institut für Ethik und Gesellschaftslehre der katholisch-theologischen Fakultät der Karl-Franzens-Universität Graz tätig, zunächst als Universitätsassistent, seit 2001 als ao. Universitätsprofessor. 2003 war er Gastprofessor an der Catholic University of America in Washington D.C. und 2007 an der University of Minnesota in Minneapolis. Kurt Remele ist Gründungsmitglied der Akademie für Tier-Mensch-Beziehungen in Graz und Mitglied des Oxford Centre of Animal Ethics. Er ist verheiratet und hat drei Kinder. kurt.remele@uni-graz.at

Mitgefühl für Tiere: Der Beitrag der Religionen

Mögen alle Wesen glücklich sein und Frieden finden.

(Lehrrede des Buddha über die liebende Güte)

Geht hinaus in die ganze Welt und verkündet das Evangelium allen Geschöpfen!

(Jesus zu den Aposteln in Markus 16,15)

„Religionen beinhalten neben theologischen Konzepten, Erzählungen und Ritualen auch ethische Vorschriften und Normen. Was die Beziehung zwischen Menschen und Tieren betrifft, zeichnen sich die vorchristlichen Religionen des indischen Subkontinents, also Hinduismus, Buddhismus und Jainismus, durch ein vergleichsweise starkes Mitgefühl für Tiere aus. Diese Tierfreundlichkeit unter anderem auf die theologischen Konzepte von Karma (die

Folgen von Taten in diesem und im nächsten Leben) und Samsara (Kreislauf von Geburt, Tod und Wiedergeburt) zurückzuführen, nach der Menschen auch als Tiere wiedergeboren werden können. Eine zentrale Rolle spielt zudem die Ahimsā-Lehre. Ahimsā bezeichnet die grundlegende Tugend des Nicht-Verletzens, der Gewaltfreiheit, Fürsorge und Liebe. Das Nicht-Verletzen bezieht sich nicht nur auf Menschen, sondern auf alle Lebewesen. „Die Größe und den moralischen Fortschritt einer Nation kann man daran messen, wie sie die Tiere behandelt"(1), erklärte Mahatma Gandhi. Eine vegetarische Ernährungsweise ist sowohl im Hinduismus als auch im Buddhismus weit verbreitet, allgemein verpflichtend ist sie allerdings nur im Jainismus.

Dem Christentum wird oft vorgeworfen, die Sonderstellung des Menschen auf Kosten der Tiere überbetont zu haben. (Gen 1,28: „Macht euch die Erde untertan und herrscht über die Tiere.") Diese Kritik ist nicht unberechtigt. Es gibt jedoch auch im Christentum – ebenso wie in den beiden anderen abrahamitischen Religionen, dem Judentum und dem Islam – tierfreundliche Elemente und Traditionen, die es neu zu entdecken und zu leben gilt. Wir wissen heute etwa, dass der gerade zitierte sogenannte „Herrschaftsauftrag" der Bibel nicht Misshandlung und Ausbeutung legitimieren will, sondern die Menschen zu verantwortungsvollem Leiten, zu liebender Sorge und hegendem Bewahren verpflichtet. Im Garten Eden gab Gott den Menschen ausschließlich Pflanzen zur Nahrung (Gen 1,29), und die endzeitliche Vision vom Reich Gottes ist durch ein friedvolles Miteinander von Menschen und Tieren sowie der Tiere untereinander gekennzeichnet. „Dann wohnt der Wolf beim Lamm, der Panther liegt beim Böcklein. Kalb und Löwe weiden zusammen, ein kleiner Knabe kann sie hüten. Der Säugling spielt vor dem Schlupfloch der Natter, das Kind streckt seine Hand in die Höhle der Schlange." (Jes 11,6.8)

Es gab und gibt zahlreiche Christinnen und Christen, darunter Theologinnen und Heilige, die sich für einen barmherzigen, mitfühlenden und (art)gerechten Umgang mit der nichtmenschlichen Kreatur einsetzten und einsetzen. Gerade in der heutigen Zeit, in der uns die schrecklichen Auswirkungen des globalen Fleischkonsums (Tierquälerei, Naturzerstörung, Ressourcenvergeudung, Gesundheitsprobleme) deutlich bewusst sind, ist es notwendig, an Heilige wie Brigid (Brigida, Brigitta) von Kildare (um 451 - 523), Richard von Chichester (1197 - 1253), Franz von Assisi (1181/82 - 1226), Martin de Porres (1569 - 1639), Philip Neri (1515 - 1595) und Bernhard von Corleone (1605 - 1667) zu erinnern. Diese Heiligen behandelten die Tiere, wie es im Katechismus der Katholischen Kirche heißt (Nr. 2416), mit „Wohlwollen" und „Feingefühl".

Auch zahlreichen Theologinnen und Theologen ist das Wohlergehen der Tiere ein wichtiges Anliegen. Der anglikanische Geistliche Humphry Primatt verurteilte Gewalt gegen Menschen und Tiere im Jahre 1776 mit folgenden eindringlichen Worten: „Zu welcher Religion wir uns auch immer bekennen, Grausamkeit ist Atheismus. Grausamkeit ist die schlimmste aller Irrlehren."(2) Der evangelische Theologe und Arzt, Musiker und Nobelpreisträger Albert

Schweitzer vertrat mit seiner Lehre von der „Ehrfurcht vor dem Leben" eine ethische Haltung, die alle Lebewesen einbezieht und aller Kreatur eine Würde zuspricht. Zentral für die Ethik Schweitzers ist der Satz: „Ich bin Leben, das leben will, inmitten von Leben, das leben will." (3)

Wie aber steht es um Jesus Christus selbst? Wie hat er sich gegenüber Tieren verhalten? Im Neuen oder Zweiten Testament der Bibel, das in den Jahren 50 bis 130 n. Chr. entstanden ist, wird Jesus als Messias geschildert, der Mitgefühl predigt und sich mit den Armen, Kleinen und Benachteiligten solidarisiert. Während der 40 Tage, die er in der Wüste verbrachte, schloss Jesus Freundschaft mit den wilden Tieren. (Mk 1,13)(4) Er verkündete, dass Gottes Vorsehung sich auch auf Tiere erstrecke (Mt 6,26; Mt 10,29; Lk 12, 6.24) und erklärte, dass die Rettung eines in den Brunnen gefallenen Ochsen oder eines in eine Grube gefallenen Schafes Vorrang vor der Einhaltung des Sabbatgebots habe. (Lk 14,5; Mt 12,11).

Wir haben kein gesichertes historisches Wissen darüber, wie Jesus sich ernährte. Sollte er Fleisch gegessen haben, so hat er als Jude im ersten Jahrhundert weder Fleisch aus Massentierhaltung, noch Schweinefleisch gegessen, sonstiges Fleisch, wenn überhaupt, ziemlich selten, denn Fleisch galt zur Zeit Jesu in Palästina als Luxus. (5) Manche meinen allerdings, Jesus sei ein strenger Vegetarier gewesen und berufen sich dabei unter anderem auf das nur in wenigen Fragmenten erhaltene, um die Mitte des zweiten nachchristlichen Jahrhunderts entstandene Ebionitenevangelium und andere apokryphe Schriften.(6)

Die kanonischen Evangelien sind diesbezüglich weniger eindeutig. Dass Jesus am Paschafest vor seinem Tod Lammfleisch gegessen hat, ist nach neusten Erkenntnissen, denen sich auch Papst Benedikt XVI. (7) anschloss, allerdings nicht anzunehmen. Das Neue Testament legt jedoch nahe (Joh 21,10-14) beziehungsweise berichtet (Lk 24, 42f.), dass der auferstandene Christus Fisch aß. (8) Dabei ist allerdings zu bedenken, dass die Evangelisten das unvorstellbare Geschehen der Auferstehung in metaphorischer und legendärer Weise darstellten. Aus Sicht heutiger Theologie ist es unwahrscheinlich, dass Christus nach seiner Auferstehung überhaupt irgendwelche Nahrungsmittel zu sich genommen hat.

„Die entscheidende Frage ist", stellt der US-amerikanische Jesuitenpater und Friedensaktivist John Dear fest, „was der gewaltlose Jesus von uns heute, in einer Welt weit verbreiteter Gewalt, verlangen würde." Dear antwortet: „Ich glaube, sein Wunsch wäre es, dass wir mit ganzer Kraft dazu beitragen, Gewalt zu beenden und diese Welt so umzugestalten, dass in ihr Gewaltlosigkeit und Mitgefühl herrschen. Das würde einschließen, dass wir Vegetarier werden."(9)

Bereits im Jahr 1948 plädierte der steirische Theologieprofessor, Priester und Zoologe Johannes Ude in seinem Werk „Du sollst nicht töten!" für eine vegetarische Ernährungsweise. „Wer also aus Mitleid mit dem Tier und aus Ehrfurcht vor dem Leben, also aus sittlichen Gründen – ganz abgesehen von den großen gesundheitlichen und wirtschaftlichen Vorteilen einer richtigen vegetarischen Lebensweise – auf den Fleischgenuss verzichtet, bekundet entschieden eine höhere Auffassung vom Wert des Tierlebens als jene, die mitschuldig sind, dass Tiere eigens zum Schlachten gezüchtet werden, die mitschuldig sind an den Qualen und Grausamkeiten, die diesen Tieren vor ihrem Tod und im Augenblick des Schlachtens zugefügt werden."(10)

Als katholischer Theologe und Ethiker, der schon seit über 20 Jahren vegetarisch lebt, schließe ich mich John Dear und Johannes Ude an: Wer aus religiösen und/oder humanistischen Gründen achtsam und barmherzig, gesund und umweltbewusst, tierfreundlich und menschenfreundlich leben will, sollte sich vegetarisch oder vegan ernähren."

8. Sanna Almstedt, Leistungssportlerin

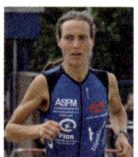 Sanna Almstedt, Jahrgang 1973, ist Musik-, Tanz- und Yogalehrerin, Shiatsutherapeutin sowie Mutter eines Sohnes. Außerdem nimmt sie als aktive Sportlerin an verschiedenen Wettkämpfen teil (Triathlon, Laufen, Radfahren und Leichtathletik-Ultramehrkampf). Sanna Almstedt lebt seit ihrem 15. Lebensjahr als Vegetarierin und ernährt sich zunehmend vegan. www.sannatorium.de

Meine Motivation für eine vollwertige pflanzliche Ernährung

„Bei mir führten zahlreiche Faktoren zu der Erkenntnis, dass eine vollwertige, pflanzliche Ernährung mit möglichst hohem Rohkostanteil die für mich geeignetste Nahrung darstellt. Als Kind erlebte ich viele Krankheits- und Pflegefälle in unserer Familie, was mich schon sehr früh zu der Frage führte, ob möglicherweise die Ernährung dafür verantwortlich war.

Außerdem wuchs ich auf einem Bauernhof mit Tierhaltung auf und litt immer sehr darunter, dass sogar meine Tiere mir weggenommen und geschlachtet wurden. Auch versuchte ich immer wieder, meinen Vater dazu zu bringen, die im Hühnerstall in Käfigen eingesperrten Hühner doch in den Garten zu lassen, da ich es grausam fand, mit wie wenig Platz und ohne Bewegung sie auskommen mussten. Ich beobachtete, wie sich die Hühner aufgrund des Platzmangels gegenseitig anpickten und teilweise sogar tothackten. Meine Bitten blieben leider ohne Erfolg.

Was mich dann endgültig zur Vegetarierin werden ließ, war ein Ferienjob, den ich eigentlich eine Woche lang in einer Fleisch- und Wurstfabrik hatte ausführen wollen, aber nur einen Tag aushielt: Es sollte verschimmelter Schinken, der bereits verpackt war, aber Luft gezogen hatte, wieder ausgepackt, vom Schimmel befreit und neu verpackt werden. Durch den sich ausbreitenden Verwesungsgestank, den ich den ganzen Tag über einatmen musste, wurde mir unerträglich üblich, und ich musste mich heftig übergeben.

Mit sechzehn Jahren war ich dann in einer Umweltschutzgruppe vom BUND (Bund für Umwelt- und Naturschutz Deutschland), in der mir als zusätzliche Argumente für eine fleischlose Ernährungsweise die Welthungerproblematik, die Ressourcenknappheit sowie das durch den Anbau von Futterpflanzen und durch die Umweltfolgen der Massentierhaltung wesentlich mit verursachte Artensterben nahegebracht wurden.

Als Leistungssportlerin machte ich dann entgegen der bis heute herrschenden Vorurteile die Erfahrung, dass meine Leistungen durch eine vollwertige pflanzliche Ernährung mit hohem Rohkostanteil unterstützt und gefördert wurden, weil sie mir alle notwendigen Nähr- und Vitalstoffe liefert, die ich brauche. Außerdem belastet sie nicht und raubt keine Energie, weil sie nicht durch alle möglichen Bearbeitungsverfahren wie Homogenisierung, Pasteurisierung, Frittieren usw. entwertet und frei von künstlichen Konservierungs- und Zusatzstoffen und von Geschmacksverstärkern ist. Diese Ernährung ist nicht etwa extrem, sondern ganz natürlich, denn sie entspricht dem Zustand der Nahrung, wie sie uns die Natur bereithält. Extrem ist hingegen die Art, wie sich die moderne Gesellschaft ernährt, wie die fortschreitende Umweltzerstörung und die zahlreichen ernährungsbedingten Krankheiten wie Fettleibigkeit, Herz- und Kreislauferkrankungen usw. selbst bei Kindern zeigen.

Allerdings ist eine gesunde, natürliche Ernährung nur ein Teil einer gesunden, gesundheitsfördernden Lebensweise. Ergänzt werden sollte sie meiner Meinung nach durch Meditation, bewusste positive Autosuggestionen, ein Leben mit den Rhythmen der Natur, gute und befriedigende Sozialkontakte, eine geistige und kulturelle Beschäftigung, ausreichend Schlaf, eine befriedigende Arbeit, die als Berufung ausgeübt wird und dem Wohl des Ganzen dient, sowie den regelmäßigen Aufenthalt an der frischen Luft und, vor allem, die bewusste Dankbarkeit für alles, was uns oft als selbstverständlich erscheint."

9. Dr. Christian Guth,
Arzt und Physiotherapeut

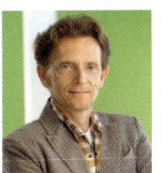 Christian Guth wurde 1958 geboren und ist als Facharzt für Psychiatrie und Neurologie, praktischer Arzt, Sportmediziner und Psychotherapeut in freier Praxis in Wien tätig. Seine Arbeitsschwerpunkte liegen im Bereich der Vorsorgemedizin und der Lebensstilberatung. Er ist sowohl für Wirtschaftsunternehmen zum Schutz vor Stress und Burnout, als auch als Berater und Therapeut von Einzelpersonen tätig. Ernährung spielt eine wesentliche Rolle bei seiner Arbeit. Christian Guth ist seit vielen Jahren Vegetarier und ernährt sich zum Großteil von Rohkost. www.gruenesmoothies.at

Das gesunde grüne Geheimnis

„Das Thema Ernährung ist in unserer modernen Gesellschaft tabuisiert. Beim Essen ist uns jedes Mittel recht, um für kurze Momente orale Lust oder gar vermeintliches Glück zu erleben. Dass wir mit der Art unserer Ernährung uns selbst und anderen schaden, wird oft gespürt, aber nur selten thematisiert. Diese Form der Verdrängung spiegelt sich auch deutlich in der Medizin wider. Bis vor kurzem gab es während des gesamten Medizinstudiums keine einzige Vorlesung über Ernährung. Als Folge ihrer Unwissenheit empfehlen Ärzte ihren Patienten dann häufig das, was sie selbst gerne essen.

Erst seit die Vorsorgemedizin aus wirtschaftlichen Gründen an Bedeutung gewonnen hat, beginnt die Wissenschaft, das Tabu Ernährung zu brechen. Erste große ernährungswissenschaftliche Studien wurden publiziert, die Patienten und Ärzten gleichermaßen die Augen geöffnet haben. Sie belegen, dass unser Ernährungsverhalten ungesund ist und oft katastrophale Auswirkungen auf unsere körperliche und seelische Gesundheit hat. Das betrifft sowohl die Art der Nahrungsmittel als auch die Menge, die Verarbeitungs- und Zubereitungstechniken.

Abgesehen von der ethischen Problematik des Tötens von Tieren gehört der Verzehr tierischer Produkte – vom Fleisch bis zum Käse – zu den Hauptursachen für unsere Zivilisationserkrankungen. Krebs, Herz-Kreislauf-Erkrankungen, Übergewicht, Diabetes, Alzheimer und Osteoporose stehen meistens in direktem Zusammenhang mit der Aufnahme von tierischen Fetten und Eiweißen. Jedoch auch pflanzliche Nahrungsmittel können ungesund sein, wenn sie industriell verändert werden, etwa durch Raffinieren und Pasteurisieren.

Die Antwort auf die Frage, was wir essen sollten, um langfristig gesund und lebensfroh zu bleiben, lautet heute eindeutig: rein pflanzlich, intelligent zusammengesetzt, mit einem möglichst hohen Rohkostanteil. Diese Erkenntnis zwingt uns dazu, umzulernen und unser Bewusstsein zu schärfen.

Blickt man in der Geschichte zurück, stellt man fest, dass das Wissen über den gesundheitlichen Wert pflanzlicher Nahrung nicht neu ist. Bereits im Altertum gab es berühmte Vegetarier wie Ovid oder Pythagoras. Und Albert Einstein meinte: „Nichts wird die Chance auf ein Überleben auf der Erde so steigern wie der Schritt zur vegetarischen Ernährung."

Aber was ist eine richtige pflanzliche Ernährung? Es genügt nicht, einfach nur die tierischen Produkte wegzulassen. Vielmehr muss man auch auf die Zusammensetzung und die Zubereitung der pflanzlichen Lebensmittel achten. Wenn man Pflanzen erhitzt, verändert und zerstört das wichtige Stoffe wie Nahrungsenzyme und andere Eiweißkörper sowie Vitamine, Polysacharide und sekundäre Pflanzeninhaltsstoffe. Auch sollte man die Herkunft der pflanzlichen Kost berücksichtigen. Pflanzen aus konventionellem Anbau werden oft unreif geerntet und durch physikalisch chemische Prozesse, die der Haltbarmachung dienen, ihrer Vitalstoffe beraubt. Dadurch verliert die Pflanze an Nährwert.

Menschen, die sich nur von Rohkost ernähren, essen zu etwa 50 Prozent Obst, sehr viel Nüsse und Samen, Öle und Avocados; außerdem etwas Wurzelgemüse und einen geringen Anteil an grünen Blättern (2 – 4 Prozent).

Es hat sich allerdings gezeigt, dass gerade das grüne Blatt alle Stoffe enthält, die der Organismus für sein Funktionieren dringend braucht. Beobachtungen an unseren nächsten tierischen Verwandten, den Schimpansen, die 99,4 Prozent des Erbmaterials mit uns Menschen teilen, zeigen in der Nahrungszusammensetzung einen interessanten Unterschied im Vergleich zu uns. Schimpansen nehmen täglich bis zu 50 Prozent Grünzeug zu sich, das sie lange zu einem feinen Speisebrei kauen, bevor sie es schlucken. Häufig essen sie die Blätter in Verbindung mit Obst. Durch die Abnahme unserer Kaubereitschaft und -fähigkeit sowie der zunehmenden Schwächung unserer Magensäure haben wir über Generationen hinweg mehr und mehr auf Pflanzennahrung verzichtet, insbesondere auf grüne Blattnahrung. Wir essen zwar gelegentlich grüne Salate, aber in so geringer Menge, dass die darin enthaltene Vitalstoffmenge bei weitem nicht ausreicht, um uns mit dem Nötigen zu versorgen.

Victoria Boutenko hat mit der Erfindung des „Grünen Smoothie" eine neue Ära der grünen Pflanzennahrung eingeläutet. Größere Mengen von Grünpflanzen können zusammen mit Obst zu einem wohlschmeckenden Smoothie gemixt werden. Der scharf-bittere Grüngeschmack wird durch die Beimischung von Obst neutralisiert. Dadurch können auf äußerst angenehme Weise relevante Mengen von Inhaltsstoffen aus Grünpflanzen aufgenommen und dem Körper zugeführt werden. Wesentlich ist, dass die verwendeten Pflanzen organisch-biologisch angebaut und reif geerntet werden. Alle Zutaten für den Smoothie müssen roh sein.

Ich selbst habe vor drei Jahren begonnen, mit den Grünen Smoothies zu experimentieren. Ermutigt von den positiven Auswirkungen auf meine Gesundheit, setze ich sie nun als Arzt bei meinen Patienten ein. Die Ergebnisse sind oft erstaunlich. Es kommt zur Senkung der Blutfette, zur Gewichtsabnahme und Hautverschönerung, bis hin zur Linderung von Depressionen und Angstzuständen. Vermutlich stellt der Grüne Smoothie auch ein potentes Mittel zur Vorbeugung und Abschwächung schwerer chronischer Erkrankungen wie Herz-Kreislaufleiden und Krebs dar.

Interessanterweise verzichten Menschen, die über einen längeren Zeitraum Grüne Smoothies trinken, mehr und mehr auf Fleisch und Gekochtes oder Gebratenes.

Auch das Verlangen nach industriell verarbeiteten und mit Zusatzstoffen versehenen Nahrungsmitteln geht zurück. Es hat den Anschein, als würde der Organismus durch den hohen Anteil an rohen Pflanzenstoffen wieder stärker zu seinen ursprünglichen Ernährungsgewohnheiten zurückkehren.

Dieses Beispiel zeigt, dass eine Abkehr von unserer fleisch- und milchbasierten Ernährung kein Verzicht, sondern ein körperlicher, seelischer und kultureller Gewinn ist. In diesem Zusammenhang möchte ich auf die Worte von Mahatma Ghandi verweisen, der versicherte: „Ich fühle zutiefst, dass geistiges Wachstum in einem gewissen Stadium uns gebietet, damit aufzuhören, unsere Mitgeschöpfe zur Befriedigung unserer leiblichen Bedürfnisse zu schlachten."

10. Hannes Wallner, spiritueller Lehrer

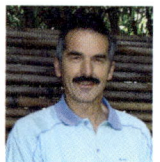 Hannes Wallner wurde am 3.3.1949 in Feldbach in der Steiermark geboren. Nachdem er an mehreren Zivilisationskrankheiten wie Rheuma, Übergewicht und mentale Instabilität erkrankt war, heilte er die körperlichen Beschwerden durch die Umstellung auf eine vegetarische Vollwertkost vollkommen aus. Durch Meditation kam auch die innere Ruhe zurück. Heute lebt Hannes Wallner in Ellmau in Tirol und begleitet suchende Menschen in Vorträgen, Seminaren und Publikationen zum Thema „spirituell leben lernen". lebenskreis.hannes@aon.at

Friede zwischen Mensch und Tier

„Der Friede zwischen den Menschen, den Tieren und der Erde ist nur möglich, wenn alle Beteiligten zum Frieden bereit sind. Die Tiere und die Erde halten Frieden mit den Menschen, aber die Menschen haben den Tieren und der Erde den Krieg erklärt. Diese ungleiche Haltung erzeugt eine große spirituelle Störung. Vor allem gegen die Tiere führen die Menschen einen besonders brutalen Krieg, der immer erbarmungsloser wird. Die Tiere erwidern diese aggressive Haltung nicht. Sie leben aus dem Sein und verhalten sich nach wie vor sanftmütig gegenüber den Menschen.

Die barbarische Haltung des Menschen ist auf eine massive Störung seines Bewusstseins zurückzuführen. Ein Mensch, der sich Tieren gegenüber aktiv oder passiv mit gnadenloser Brutalität verhält, weiß nicht, wer er selbst und das Leben wirklich ist und wer und was Tiere wirklich sind. Sein verstandesmäßiges Wissen begrenzt sich auf Äußerlichkeiten, indem er sich mit den vergänglichen Oberflächlichkeiten des Alltags befasst. Sein begrenztes Lebensverständnis reicht nicht einmal aus, mit den Tieren

Frieden zu halten. Er lebt in einem erbärmlichen Zustand. Der in unserer Gesellschaft übliche Verzehr von tierischen Leichenteilen zeigt sehr deutlich, wie groß die Störung unseres Bewusstseins ist.

Wo liegen die unheilbringenden Ursachen hierfür? Sie liegen im unbewussten, verstandesorientierten Verhalten des Menschen. Der niemals ruhende Gedankenstrom schafft eine andauernde Verwirrung und erlaubt keine direkte Erfahrung wahren Seins, und damit keine wahre Liebe, keinen wirklichen Frieden. Wer ständig denkt, erkennt nicht, was er wirklich ist. Er meint, das zu sein, was er denkt. Aber das, was man wirklich ist, kann man nicht denken, man kann es nur *sein*. Es bedarf der direkten Erfahrung inneren Seins, um zu erkennen, was man wirklich ist. Erkennt man dies, ist man sich seiner selbst bewusst und hält Frieden mit den Tieren – ebenso mit der Erde und mit anderen Menschen.

Wollen Sie im Frieden mit sich selbst, den Tieren, der Erde und allen Lebewesen zusammenleben? Dann halten Sie innere Einkehr mit sich selbst. So erkennen Sie, was Sie wirklich sind. Erfahren Sie die wahre Liebe aus dem Sein, erkennen Sie den wahren Frieden, und bringen Sie dann die wahre Liebe und den wahren Frieden in Ihre Handlungen ein. Auf diese Weise können sich Ihr Denken, Sprechen und Handeln liebevoll und friedfertig im Alltag ausdrücken.

Ein bewusster Mensch kann keine Tiere quälen oder töten, er respektiert sie als Lebewesen innerhalb allen Lebens. Ein bewusster Mensch wird von Liebe und Frieden getragen und lebt ganz natürlich im Frieden."

11. Petra und Niki Kulmer, Tierrechtler

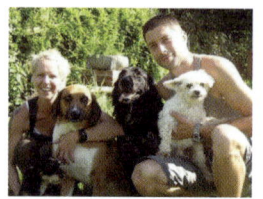 Petra Kulmer, Jahrgang 1971, und Niki Kulmer, Jahrgang 1978, setzen sich schon seit langem aktiv für Tierrechte ein. Ihrer Meinung nach sind Tiere Mit-Lebewesen und nicht dem Nutzen der Menschheit unterzuordnen. Tiere haben für sie das gleiche Recht wie wir Menschen, auf dieser Welt schmerzfrei und selbstbestimmt zu leben. Petra und Niki leben in der Steiermark, ernähren sich seit sieben Jahren vegan und haben 2007 den Tierrechtsverein „Die Tier-WeGe" gegründet. Ihr Grundsatz lautet: „Lebe Achtung und Respekt – JEDEM Lebewesen gegenüber!"

Willma – Ein Schwein, das überlebt hat...

„Die Erlebnisse mit Willma waren etwas ganz Besonderes. Eine Erfahrung, die uns sehr viel über die feinfühligen Tiere „Schweine" zeigte. Wir setzen uns seit vielen Jahren für die Rechte der Tiere ein, aber bis zu dem Zeitpunkt, an dem wir Willma kennenlernten, hatten wir noch nie zuvor persönlichen Kontakt zu einem sogenannten „Nutztier". In diesem Falle lernten wir ein Schwein näher kennen.

An einem schönen herbstlichen Tag beschlossen wir, Apfelsaft direkt vom Bauernhof zu kaufen. Der Zufall wollte es, dass der Bauer, bei dem wir einkaufen wollten, einen Schweinestall besaß. Wir fragten ihn, ob er uns den Stall zeigen würde – dann standen wir den Tieren gegenüber.

Es war für uns furchtbar zu sehen, in welch unzumutbaren „Verliesen" die Tiere gehalten wurden! Durch den scharfen Geruch von Ammoniak (Harnstoff) fingen sofort unsere Augen an zu tränen. Wir wussten bereits, dass Schweine eine sehr feinfühlige Nase haben, und die Tatsache, dass sie diesem Gestank hilflos ausgesetzt waren, ließ uns sehr nachdenklich werden. Ein Kastenstand neben dem anderen, in jeweils einem ein Muttertier eingesperrt, keine Möglichkeit, sich um die eigene Achse zu drehen, geschweige denn, sich um die neugeborenen Kinder kümmern zu können – nur stehen oder hinlegen war möglich! 150 bis 200 kg wiegt solch eine Mutter. Und die Tiere schrieen aus vollem Hals, als sie uns erblickten – psychisch am Ende, aber noch um Hilfe schreiend – wir waren erschüttert!

Und plötzlich sahen wir zum ersten Mal Willma. Das kleine Ferkel lag vollkommen ausgemergelt in einer Ecke des Abteils, ein Drittel kleiner als ihre Geschwister. Wir fragten den Bauern, was denn mit ihr los sei, worauf er nur lachend meinte: „Ach, das wird heute oder morgen krepieren." Wie erstarrt standen wir vor dem kleinen sterbenden Wesen, und gleichzeitig durchfuhr uns beide: „Wir müssen sie retten!"

Willma hatte großes Glück. Man kann sagen, sie hat den Jackpot geknackt! Ihr Name - frei nach William Wallace, dem schottischen Freiheitskämpfer. Ihr Startgewicht bei uns: 1,30 kg.

Schnurstracks packten wir das Ferkel in eine Decke, die Wettfahrt mit dem Tod begann. In allerletzter Sekunde kamen wir bei unserem Tierarzt an. Sofort wurde Willma an Infusionen angeschlossen, sodass sich das unterernährte Tier langsam zu erholen begann.

Nach ein einigen Tagen lernte Willma ihre neue außergwöhnliche Familie kennen: Helga, ein Berner-Sennen-

Mischling, Irmi, der riesengroße schwarze Hund, der eher aussieht wie ein Zottelbär, und unsere kleinste Hundedame Floh, ein Rauhaardackel-Terriermischling. Floh nahm sich sofort des schwerkranken Ferkels an und bemutterte es hingebungsvoll: Putzen, mit Willma unter der Rotlichtlampe schwitzend ausharren, einfach für sie da sein. Alle drei bis vier Stunden gab es dazu ein Fläschchen Himmeltau, und nach ein paar Wochen hatte sich das kleine Schweinebaby prächtig erholt. Noch etwas: Vom ersten Tag an war Willma „stubenrein" – sie benutzte auf Anhieb die Katzentoilette.

Willma hatte es also geschafft! Sie war gesund, verspielt und quietschlebendig. Und nun hatten wir die Ehre, Willma so richtig kennenzulernen. Sie genoss es, im Garten herumzulaufen und mit den Hunden zu spielen (die vier wurden ein richtig eingeschworenes Team). Wo auch immer die Hunde waren, Willma war dort. Sie imitierte sogar das Bellen, was uns höchst erstaunte!

Es war eine unglaublich schöne Zeit mit dem kleinen Schwein. Manchmal wühlte sie einfach nach Leibeskräften in der Erde, oder sie kam vom Garten in einem Schuss ins Haus gelaufen und rutschte seitlich am Bauch die Fliesen entlang. Spätestens am Abend genoss Willma dann das „Gruppenkuscheln" mit uns und ihren neuen Geschwistern. Am liebsten aber drückte sie sich so richtig eng an das Fell der Hunde, um seelenruhig zu schlafen.

Gegessen hat sie alles, und noch mehr: Sobald wir den Herd einschalteten (dabei piepst es), war Willma zur Stelle und stupste heftig mit ihrer Nase gegen unsere Beine.

Sie wurde größer und größer – die Zeit mit ihr verging wie im Flug. Von dem jungen Schwein lernten wir eine ganze Menge! Wir erfuhren, dass Schweine sehr sensible, saubere und gut riechende Tiere sind. Auch das Spazierengehen mit ihr und den Hunden war jedes Mal wunderbar. Sie liebte es, durch die Felder zu streifen.

Wir glauben, sie hat mittlerweile ihre ersten Kindheitstage vergessen. Sie ist ein ausgeglichenes, zutrauliches und glückliches Tier, und wir wissen nun: Willma ist etwas ganz Besonderes! Doch wir wissen auch, dass jedes einzelne Schwein und auch jedes einzelne andere „Nutztier" wie Kuh, Schaf oder Huhn etwas Besonderes ist, jedes Tier auf seine Art und mit seinem Charakter. Das wollen die meisten Menschen nicht wahrhaben, aber es ist eine Tatsache. Wir raten jedem Menschen, der genug Platz und viel Liebe übrig hat, sich ein „Nutztier" anzuschaffen, denn die eigene erlebte Erfahrung ist immer die beste."

12. Burkhard Marterer, ehemaliger Schlächter

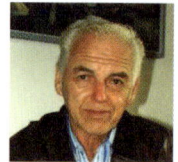 Burkhard Marterer wurde 1945 geboren und war viele Jahre als Metzger in Hamburg, Frankfurt, Nürnberg, Düsseldorf, auf Helgoland und in der Schweiz tätig. Nach einer inneren Wandlung beendete er seine Arbeit in der Metzgerei und wurde erfolgreicher Kaufmann. Bis heute interessiert er sich für Schlachtmethoden und den Tierschutz. Im Mai 2002 erschien sein erstes, bereits vergriffenes Buch *Mein Weg durch die Hölle – aus dem Tagebuch eines Schlächters.*

Mein Leben als Schlächter

„Fünfzehn Jahre meines Lebens war ich als Metzger in verschiedenen Schlachtbetrieben tätig. In dieser Zeit konnte ich die Tiere in ihren letzten Minuten ausgiebig studieren, und ich bin mir gewiss, dass die uns anerzogenen Beurteilungen von Tieren wie „Du dummes Schwein", „Du blöde Kuh" usw. jeder Grundlage entbehren. Tiere denken in einem ähnlichen Rahmen wie wir, und sie haben ebenso Gefühle wie Schmerz und Angst, die sie mir in meinem Beruf zumeist auch klar erkenntlich zeigten. Fast täglich flüchten Tiere aus Angst aus den Schlachthäusern und werden dann meistens von der Polizei erschossen. Auch geschächtete Tiere haben schon ihre Fesseln gesprengt und sind aus dem Schlachthaus geflüchtet. Die Tiere erleben in ihren letzten Minuten „die Welt als Hölle und den Menschen als grausamen Mörder, der mit Freude zerstückelt, foltert, verstümmelt". Ich muss dazu sagen, dass ich erst viel später eine innere Wandlung durchgemacht habe, die mich das Töten mit anderen Augen hat sehen lassen. Damals war mir das egal, heute jedoch würde ich kein Tier mehr töten.

Hier meine persönliche Geschichte:

Bereits als 13-jähriges Kind begann ich in einem selbstschlachtenden Handwerksbetrieb meine Metzgerlehre. Damals war das Schlachten im Vergleich zu heute noch ein richtiges Handwerk und zugleich ein gemütliches Arbeiten. Die Schweine wurden mit Strom betäubt, wobei auch einige wieder aufstanden und dann einfach mit einem Genickstich getötet wurden. Manche kamen auch im Brühkessel wieder zu sich, schwammen in dem 70 Grad heißen Wasser und wurden dann mit langen Stangen untergetaucht, bis sie tot waren. Kälber und Schafe wurden meistens mit einem Hammerschlag auf den Kopf betäubt. Nie werde ich diese vertrauensseligen kleinen Kälber vergessen, wie sie mit ins Schlachthaus gingen, um dort ihr kurzes Leben zu beenden. Wenn man einem Kalb die Finger ins Maul steckt, saugt es daran und läuft willig mit. Rinder wurden in der Regel mit dem Bolzenschussapparat getötet, eine in den meisten Fällen absolut tödliche Waffe. Ostern wurden in der Wurstküche immer kleine Lämmer und Ziegen geschlachtet. Die kleinen Tierkinder wurden einfach zwischen die Beine gezwickt, mit einer Hand wurde der Mund zugehalten und mit dem Messer in der anderen Hand die Kehle durchgeschnitten – ohne Betäubung. Ich erinnere mich heute noch an das Gurgeln und Röcheln dieser armseligen Tiere.

Später arbeitete ich in einer Schlachterei in Hamburg. Es war ein sehr kleiner Betrieb, und da ich tüchtig war, war mein Meister sehr zufrieden. Er hatte nur eine Eigenart: Er bestand immer darauf, dass wir die Schweine mit einer

Axt erschlagen. Wir trieben immer vier Schweine in das Schlachthaus und töteten eines nach dem anderen. Dabei konnte man gut beobachten, wie die Tiere Angst empfanden, zitterten und Urin und Kot absetzten.

Ich bekam dann ein besseres Angebot von einer Hamburger Schlachterei und ging dorthin. Mit achtzehn Jahren war ich der jüngste Kopfschlächter auf dem Hamburger Schlachthof. Kopfschlächter sind spezialisierte Schlächter, die in Lohnarbeit und per Stück – also Kopf – bezahlt werden. Von Montag bis Freitag bestand nun mein Tagwerk aus Töten. Montag – Schafe, Dienstag – Schweine, Mittwoch – Kälber, Donnerstag – Rinder, Freitag – Rinder. Pausenlos wurden Tiere getötet, in der Halle dampfte es, die Tiere brüllten, also nichts für zarte Gemüter. Stündlich wurden 50 Rinder getötet, ich habe meistens abgestochen, 50-mal in der Stunde, 400-mal am Tag. Nach einer Stunde war mein rechter Arm von einer dicken festen Blutkruste überzogen, aber sich vom Arbeitsplatz zu entfernen war unmöglich.

Beim Schweineschlachten war es ähnlich, nur war das Geschrei der Schweine lauter. 150 Schweine wurden in der Stunde geschlachtet, eine enorme Schinderei. Selbst zum Austreten konnte man nicht weg, sondern urinierte am Schlachtband. Ich habe viele Schweine tot umfallen sehen, der Stress war zuviel für sie. Die Betäubung ist auch mehr ein Alibi bei dem Tempo. Viele Schweine hatten Brühwasser in der Lunge, ein Zeichen, dass sie beim Einwurf in den Brühkessel noch lebten. Ein verantwortungsvoller Umgang mit den Tieren ist bei diesem Tempo nicht mehr möglich. Heute werden in modernen Schlachtbetrieben bis zu 300 Schweine in der Stunde geschlachtet. Die Schlachtbänder werden immer schneller, und anstelle der gelernten Metzger treten ungelernte Hilfskräfte aus aller Herren Länder, die ihre Arbeit billig verrichten. Jeder kann sich in seiner Phantasie ausmalen, wie es dabei zugeht. Die Menschen müssen irgendwann den Verstand verloren haben. Durch die Technisierung und den Zeitdruck, dass immer mehr Tiere in kürzester Zeit geschlachtet werden sollen, ist das Schicksal der Tiere noch schlimmer geworden. Das Tier, das ebenso wie der Mensch zu Empfindungen fähig ist und vom Menschen als Mitgeschöpf betrachtet werden sollte, wird hier rücksichtslos geschunden und zum blanken Fleischlieferanten degradiert. Statt mehr Humanität breitet sich immer mehr Brutalität aus. So dürfte sich der Schöpfer seine Welt nicht vorgestellt haben.

Die grausamste Art, mit der man ein Tier töten kann, ist das rituelle Schächten. Dabei wird dem Tier, das entweder festgehalten oder fixiert wird, unbetäubt die Halsschlagader aufgeschlitzt. Islam und Judentum berufen sich dabei auf ihre Religion, doch findet man weder im Talmud noch im Koran einen Hinweis oder eine zwingende Vorschrift zum Schächten. Seit 2002 ist auch das Schächten in Deutschland erlaubt, und auch in Österreich ist es in behördlich zugelassenen Schlachteinrichtungen gestattet. Im Internet findet man einige Videos, in denen man eindeutig erkennen kann, welche unvorstellbaren und unnötigen Qualen die Tiere beim Schächten erleiden und dass sie auch mehreren Minuten nach dem Halsschnitt noch bei vollen Bewusstsein sind. Sie geben dabei entsetzliche Geräusche von sich, ehe sie an ihrem eigenen Blut ersticken.

Kälber und Schafe werden mit zusammengebundenen Hinterbeinen lebend aufgehängt und dann geschächtet. Rinder werden von den Moslems mit Fußfesseln zu Fall gebracht, während die Juden eine spezielle Tötungsmaschine, den sogenannten Weinberg´schen Umlegeapparat, verwenden. Dabei wird das Rind von Metzgern in diesen Apparat geführt, wobei vorne der Kopf herausschaut. Dann wird die Hintertür geschlossen, das Rind von oben mit einem Metallbügel – wie in der Achterbahn – festgehalten und nach einer mechanischen Verengung des Apparats maschinell auf den Rücken gedreht. Dass die Rinder dabei in Panik geraten und laut brüllen und stöhnen, interessiert niemanden. Spätestens hier begreifen die Tiere, dass etwas Schreckliches auf sie zukommt. Nachdem das Tier in Rückenlage ist, befestigen die Metzger die sogenannte Schächtzange am Kopf des Tieres, wobei per manueller Kraftanstrengung der Kopf zurückgebogen und der Hals überspannt wird. Das Tier bekommt durch diese Überspannung Atemnot und ist in höchster Panik. Durch die Fixierung ist aber kein Entkommen mehr möglich. Das eigentliche Schächten, das nun beginnt, wird bei den Juden von einem ausgebildeten Rabbiner durchgeführt. Dieser spricht zu Beginn sein Gebet, dann nimmt er mit der linken Hand die Halshaut des Tieres, und mit der rechten durchschneidet er mit seinem Schächtmesser den Hals. Dabei kann man genau beobachten, wie das Tier bei jedem Schnitt zuckt und versucht sich wegzudrehen, was aber durch die Fixierung nicht möglich ist.

Mit einer gewaltigen Kraft spritzt das Blut aus der Schlagader, und dabei sind schreckliche Geräusche wie Röcheln und Würgegeräusche zu hören. Jedes geschächtete Tier erbricht, wahrscheinlich aus Schmerzen, seinen Mageninhalt. Was mag ein dermaßen gequältes Tier in seinen letzten Minuten auf diesem Planeten von den Menschen denken?

Es gibt mittlerweile umfangreiches Studienmaterial, das beweist, wie sehr die Tiere leiden. Auch Professor Dr. F. A. Kehrer hat Versuche unternommen, wobei Rinder ohne Fesselung geschächtet und nach dem Schächtschnitt losgelassen wurden. Diese Versuche sind sehr beachtenswert und widerlegen für alle Zeiten das Märchen vom schmerzlosen Sekundentod. Sie zeigen eindeutig, dass dieser oft minutenlange Todeskampf (bis zu fünfzehn Minuten!) immer eine qualvolle Tortur für das Tier bedeutet. Zusammenfassend ist festzuhalten, dass es keinen Grund zum Schächten gibt, die Tiere nur unnötige Qualen erleiden müssen, die austretende Blutmenge beim Schächten durch die Verkrampfung des verängstigten Tieres teilweise sogar geringer ist als bei der Betäubung, und, wie schon erwähnt, im Judentum und auch im Islam keine direkte Aufforderung zum Schächten zu finden ist.

Viele unserer Milchkühe, die uns treu und brav ihre Milch spendeten und auf dem europäischen Markt nicht absetzbar sind, werden still und heimlich in moslemische Länder zum Schächten abgeschoben. Aus ihrer gewohnten Umgebung herausgerissen, werden sie auf den langen Transporten nicht mehr gemolken und dann grausam ohne Betäubung geschächtet – Szenen, die eher an einen Gruselfilm als an ein ehrbares Handwerk erinnern. Libyen ist momentan der Hauptabnehmer dieser armen Geschöpfe.

Die lange Geschichte von Mensch und Tier ist mit viel Leid, Blut und Schmerzen geschrieben. In diesem Moment, in dem Sie diese Zeilen lesen, sind weltweit Millionen Tiere auf ihrer letzten, oftmals sehr langen Fahrt unterwegs – per LKW, Bahn, Schiff und Flugzeug. Millionen erleben soeben ihre letzten Minuten in einem Schlachthof. Und all dies nur für ein Stückchen Fleisch. Irgendwie traurig, nicht wahr? Manche Menschen versuchen, ihren Fleischkonsum damit zu rechtfertigen, dass sie nur Fleisch aus Freilandhaltung kaufen. Tiere, die ein Leben in Freiheit gewohnt sind, leiden aber umso mehr, wenn sie eingefangen, transportiert und ins Schlachthaus gezwungen werden. Der Kauf von tierischen Produkten, insbesondere Fleisch, ist immer mit entsetzlichem Tierleid verbunden. Doch leider sehen die Käufer heute kaum mehr ein lebendiges Tier, geschweige denn eine Schlachtung. Schlachthöfe sind ganz bewusst fensterlos, hermetisch abgeriegelt und etwas abgelegen. Ich bin mir jedoch gewiss, dass die brüllenden Tiere, das Kettenklirren, die Arbeitsgeräusche und die Blutströme viele zum Vegetarier werden lassen würden. Ich selbst wäre froh, wenn ich manche Bilder nicht mehr im Kopf hätte, wie vertrauensselig die Tiere uns gegenüber waren und wie niederträchtig wir sie behandelten, quälten und töteten.

Hoffen wir, dass der Mensch aus dieser Brutalität und Herzlosigkeit bald erwacht, die verlorene Beziehung zum Tier und zur Erde wieder aufnimmt und mit Freundschaft und Respekt pflegt.

Wer feige wegschaut bei anderer Schmerz und Pein,
glaubst du wirklich, das kann ein Mensch sein?
Möchtest du wirklich spurlos wieder vergehen,
nichts erreicht, nicht hinterlassen,
ohne deine Aufgabe zu verstehen?
Hilf mit, die Erde für alle Lebewesen
lebenswert zu machen,
hab Mut, lass dich nicht beugen
und hilf den Stummen und Schwachen.

13. Nada, spirituelle Lehrerin

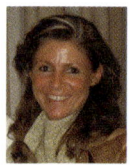 Nada wurde 1960 in Gelnhausen in Deutschland geboren. Sie war ihr ganzes Leben auf der Suche nach dem „Wesentlichen" und nach dem wahren Heilsein. Nach Abitur, Studium, Praxis in der Tiermedizin sowie einem Heilpraktikerstudium absolvierte sie zahlreiche internationale Ausbildungen in Naturheilkunde, geistigem Heilen und Bewusstseinsschulungen. Sie war Dozentin an bekannten Institutionen wie der Internationalen Akademie der Wissenschaften. Ihr Ziel ist es, die Menschen zum Wesen ihres Selbst zurückzuführen. Zudem arbeitet sie als weibliche Ergänzung in Seminaren mit Kurt Tepperwein, mit dem sie seit über 25 Jahren zusammenlebt. Sie ist Mutter von zwei Kindern und seit vielen Jahren Vegetarierin. In Akram Vignan, dem stufenlosen Weg zur absoluten Befreiung, sieht sie nicht nur die höchste Form des Friedens mit allen Lebewesen, sondern auch ihren endgültigen Weg für ihr restliches Leben. info@dadabhagwan.de

Friede sei auf Erden – unter allen Lebewesen

„Wenn man sich das Verhältnis zwischen Tier und Mensch auf diesem Planeten ansieht, hat man den Eindruck, dass ein Großteil der Menschen den Kontakt zum eigenen Herzen und Gefühl weitestgehend verloren hat. Wie sonst ist zu erklären, dass wir Menschen die Tiere einsperren, missbrauchen, schlachten, essen, häuten – sie behandeln, als wären sie unbelebte Gegenstände, ohne Gefühle und Seele.

Schon seit frühester Kindheit waren mir die Tiere meist näher als die Menschen, weil sie nicht nach dem Äußeren urteilen, ob man Geld, Ansehen oder Schönheit hat. Sie verstehen ohne Worte – fühlen, wenn man sie braucht, sind da, ohne etwas dafür zu verlangen, bringen durch ihre reine Anwesenheit Frieden und Freude. Ich habe zwei Jahre lang in einer Tierpraxis gearbeitet, wollte Tiermedizin studieren und lebte auf einem Bauernhof, zu dem ich die Tiere brachte, die eingeschläfert werden sollten. Doch ich erkannte, dass ich, wenn ich den Tieren helfen wollte, bei den Menschen anfangen musste. Denn die Tiere baden aus und leiden daran, was Herrchen und Frauchen über sie ausleben oder welchen Gewinn der Bauer, Zirkusdirektor, Zoobesitzer usw. sich von ihnen erhofft.

Ich erkannte, dass all dies seinen Ursprung darin hat, dass die meisten Menschen den Kontakt zu ihrem Selbst verloren haben. Sie missbrauchen auch ihren eigenen Körper, vergewaltigen ihre Gefühle, misshandeln ihr Leben, verletzen sich selbst, weil sie nicht mehr natürlich eingebettet leben, im Einklang mit sich selbst, dem Leben und allem, was sie umgibt. All dies geschieht nicht bewusst, sondern unbewusst.

Dieses Buch kann uns wieder daran erinnern, uns liebevoll aufwecken, uns bewusst machen, was wir tun, wenn wir nicht bemerken, dass jede Handlung, jedes Gefühl, jeder Gedanke, der nicht LIEBE ist oder nicht der Liebe entspringt, auf grobe oder subtile Art verletzend ist. Zum Glück gibt es Menschen wie Nina, die sich engagieren.

Wir leben in einer Zeit, in der die Vergessenheit allmählich dem Erwachen weicht. Erwachen wir vor allem wieder zur Liebe, spüren wir in uns, dass es die Liebe ist, die stärker ist als alles andere und uns und die Welt verändert. Zu einer Liebe, die wieder Frieden einkehren lässt in unser Herz und uns davor schützt, uns selbst oder ein anderes Lebewesen zu verletzen. Liebe verletzt nicht – sie liebt. Wir müssen uns nur dafür entscheiden. Fragen wir uns: Bin ich bereit, Leiden, Unbewusstheit usw. aufzugeben und der Liebe und dem Frieden wieder Platz zu machen in meinem Herzen, meinem Leben, meinem Sein?

Wenn die Antwort ein „Ja" ist, dann sollten wir um Vergebung für alles bitten, was durch uns an Verletzungen geschehen ist, und all denen vergeben, durch die wir Verletzung erfahren haben. Lassen wir Liebe in das Vergangene fließen, lassen wir Liebe alle Wunden heilen, lassen wir Liebe JETZT da sein – von JETZT an und für IMMER.

Mögen alle Lebewesen frei und glücklich sein!
Jai Sat Chit Anand (Gewahrsein der Ewigkeit ist Glückseligkeit)"

14. Dr. Gerhard Berger,
Tierschützer und Pädagoge

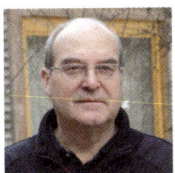 Dr. phil. (Pädagogik und Soziologie) Gerhard Berger, Jahrgang 1940, war als Volks- und Hauptschullehrer tätig und von 1979 bis 2000 Direktor der Pädagogischen Akademie der Diözese Graz Seckau. Er lebt mit seiner Frau, sowie mit zwei Hunden und fünf Katzen am Stadtrand von Graz. Seit mehr als drei Jahrzehnten ist er Vegetarier und in den letzten Jahren auf eine vegane Ernährungsweise umgestiegen. Seit mehreren Jahrzehnten ist Gerhard Berger im Tierschutz tätig und mitunter auch Vortragender der Akademie für Tier - Menschbeziehung in Graz.

Vegetarismus – eine friedvolle Lebensweise
zum Nutzen von Mensch und Tier

„Ich wurde in die Kriegszeit hineingeboren, und mir wurde schon als Kind erschreckend klar, in welcher Überlebenskonkurrenz Menschen stehen.

Ich habe ein Pistolenduell zu Pferde mit angesehen, das tödlich endete. Zwei meiner Cousinen wurden durch Messerstiche schwer verletzt und ihre Mutter getötet. Meinem älteren Bruder hat eine Handgranate, die sein Spielgefährte gezündet hatte, die Beine zerfetzt, und ich stand daneben, als er in den Armen meiner Mutter starb. Dies alles waren Folgen des zweiten Weltkriegs.

Erst viel später wurde mir bewusst, dass auch Menschen und Tiere in einer zum Teil tödlichen Überlebenskonkurrenz stehen. Nur haben die Tiere in unserer Zeit sehr schlechte Chancen.

Ernsthaft darüber nachzudenken begann ich aber erst, als meine Frau vor mehr als 30 Jahren begann, bei einer

Tierschutzgruppe mitzuarbeiten. Ich informierte mich und war zutiefst erschüttert, als mir bewusst wurde, wie wir in unserer Kultur mit den Tieren verfahren.

Ich teilte die Meinung der Tierschützer, dass man über die Politik die Lage der Tiere in unserer Gesellschaft ändern müsse, aufgrund meiner Erfahrung als Pädagoge und Soziologe wusste ich aber, dass dies ein langwieriger Prozess ist. Aber in unserem privaten Bereich konnten wir sofort handeln. So wurden wir ohne ernährungswissenschaftliche Vorkenntnisse vorerst Ovo-Lacto-Vegetarier. Im Sinne der Bioethik von Günter Altner wollten wir unseren Teil dazu beitragen, Schmerz, Zerstörung und Tod aller, an der Überlebenskonkurrenz beteiligten Geschöpfe zu minimieren. Damals wussten wir noch nicht, dass eine vegetarische Ernährung für den Menschen auch gesundheitlich von Vorteil ist.

Bestärkt hat mich dann eine Vorlesungsreihe über eine Einführung in die Philosophie, die Johann Götschl an der Universität Graz hielt.

In dieser Vorlesungsreihe konfrontierte Götschl uns auch mit der Philosophie Albert Schweitzers.

Schweitzer fasst in seiner Lehre der „*Erfurcht vor dem Leben*" die Problematik der Überlebenskonkurrenz auf dieser Erde in einem schlichten, aber fundamentalen Satz zusammen: „Ich bin Leben, das leben will, inmitten von Leben, das leben will." Und er definiert auch, was für ihn gut ist: „Gut ist es, Leben zu erhalten, Leben zu fördern und auf seinen höchsten Wert zu bringen."

Ebenfalls tief beeindruckt haben mich die Gedanken

des angelsächsischen Philosophen Peter Singer. Mit seinem moralischen Gleichheitsprinzip fordert Singer, dass fundmental ähnliche Interessen (wie zum Beispiel Recht auf Freiheit, auf Leben und anderes) von Menschen sowie von Menschen und Tieren ähnlich zu berücksichtigen sind und moralisch ernstgenommen werden müssen.

Ein Treppenmodell als Denk- und Handlungshilfe

_____Vegane Lebensweise

_____Vegetarische Lebensweise

_____Reduzierung des Fleischverzehrs

_____Kauf von Produkten der Biobauern

_____Einkauf regionaler und saisonaler Produkte

1. Einkauf regionaler und saisonaler Produkte

Der Einkauf regionaler Produkte stärkt nicht nur die heimische Wirtschaft, sondern verbessert auch die Lage der Tiere. Die Verkürzung der Strecken für Tiertransporte bringt weniger Tierqual, aber auch weniger Luftverschmutzung und mindert die Ressourcenvergeudung.

2. Kauf von Produkten der Biobauern

Die Haltung der Tiere der Biobauern ist zwar zum Teil auch nicht ideal, die Bedingungen sind jedoch meist besser als die der industriellen Landwirtschaft. Überdies verbessert die biologische Landwirtschaft die Qualität der Böden und des Wassers.

3. Reduzierung des Fleischverzehrs

In der Literatur findet man immer öfter Aussagen, dass eine Reduzierung des Fleischverbrauchs in den Industrieländern bei einer gerechten Verteilung den Hunger auf unserer Erde radikal vermindern könnte. Nach einer Meldung der FAO, einer Unterorganisation der UNO, hungert fast eine Milliarde Menschen. Wer sich vegetarisch ernährt, reduziert den Nahrungswerteverlust um den Faktor 10. Die Feststellung, dass unsere Tiere den Menschen in der sogenannten Dritten Welt die Proteine wegessen, hat auch heute noch einen tiefen Aussagewert, da die Industrieländer große Mengen an Maniok und Soja für Tierfutter importieren.

4. Vegetarische Lebensweise

Für einen Fleischesser müssen im Laufe seines Lebens durchschnittlich rund 650 Nutztiere sterben. Eine vegetarische Lebensweise verbessert diese Bilanz zugunsten der Tiere.

Diese Lebensweise ist aber auch für die Morbidität und die Mortalität der Menschen günstiger, wie klassische Studien – die Heidelberger, die Berliner Studie oder die Positionspapiere der American Diedetic Association – belegen. Zu einem ähnlichen Schluss kommt die Eidgenössische Ernährungskommission 2007 in Bern, die unter anderem formuliert, dass Vegetarier „gesünder als der Durchschnitt der Bevölkerung" sind.

5. Vegane Ernährung

Ich möchte das Treppenmodell nicht als „moralische Leiter" verstanden wissen, sondern als Hilfestellung für ein friedvolles Zusammenleben von Mensch und Tier.

Wenn man aber Schweitzers Definition für ethisch „gut" oder das Handlungsziel von Altners Bioethik über dieses simple Treppenmodell darüber legt, schneidet die vegane Lebensweise am besten ab.

Zusammenfassung

Jeder von uns kann als Konsument im Sinne des obigen Treppenmodells eine Reihe richtiger Schritte tun.

Jeder dieser Schritte dient nicht nur dem Wohl der Menschen, sondern vermindert auch das immense Tierleid.

Jeder dieser Schritte hilft, in der Überlebenskonkurrenz auf dieser Welt Schmerz, Beschädigung und vorzeitigen Tod für Mensch und Tier zu minimieren. Jeder Schritt, den wir im Sinn des Treppenmodells tun, ist ein Schritt in die Richtung, ethisch gut zu handeln.

Jeder dieser Schritte ist ein kleiner Sieg des Lebens!"

15. Schwester Theresia Raberger, Franziskanerin

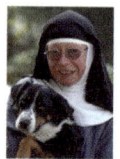 Schwester Theresia, Jahrgang 1958, ist seit 1978 Franziskanerin und war viele Jahre im sozialen Bereich tätig. Seit 2005 ist sie Leiterin der Schweizer Tierschutzstelle Felsentor bei Luzern. Sie pflegt Tiere, die zum Großteil vom Schlachter freigekauft wurden, und ist seit vielen Jahren Vegetarierin. www.felsentor.ch

Geschwisterliche Verbundenheit von Mensch und Tier

„Als ich vor etwas fünf Jahren mit der Aufgabe betraut wurde, auf der Rigi nahe des Seminarhauses Felsentor in einer kleinen Tierschutzstelle zu arbeiten, ging für mich ein langgehegter Herzenswunsch in Erfüllung. Hier lebt eine kleine Gemeinschaft von sogenannten Nutztieren, denen eigentlich der Weg in den Schlachthof beschieden gewesen war. Es handelt sich dabei um Anton, den Hausschweineber, eine fünfköpfige Minischweinfamilie, den von Geburt an körperbehinderten Schafbock Momo mit zwei Gefährtinnen, den aus dem Schlachthof entflohenen Stier Nandi, die drei Ziegen Olga, Chiara und Jockele, dazu noch drei Katzen sowie Nuria, eine treue Appenzellerhündin.

Diese Tiere leben auf rund zehn Hektar Land so frei wie möglich und vor allem gemeinsam. Nach anfänglichen Auseinandersetzungen um ihre Rangordnung haben diese so verschiedenen Geschöpfe einen Konsens gefunden und ziehen voller Frieden zusammen über die Alpweiden.

Bei ihrem Anblick wünsche ich mir manchmal im Stillen, dass doch auch wir Menschen so leicht über die Konzepte der Verschiedenheit hinauswachsen könnten.

Eine innige Tier-Mensch-Beziehung hat an diesem Ort eine lange Tradition. So erzählt eine alte Sage vom Kapuzinermönch Onuphrius, der im 16. Jahrhundert hier gelebt haben soll. Der Mönch, so die Sage, verstand die Sprache der Wildtiere und führte sie in der Jagdzeit zu ihrem Schutz in die Höhlen und Felsenklüfte der Umgebung, die nur ihm bekannt waren. Er gab den Tieren das Versprechen, dass sie hier für alle Zeiten behütet sein würden. Auch die aus dem Buddhismus stammende Widmung „mögen alle Wesen glücklich sein" ist den Tieren vom Stifter dieser Tierschutzstelle her zugedacht.

Wenn Tiere wie hier ihrer Art entsprechend leben dürfen, können sie sich in all ihrer Schönheit, Lebendigkeit und Lebensfreude zeigen. Im täglichen Zusammenleben mit ihnen fällt mir auf, wie wenig sie für ihr Glücklichsein brauchen, und es berührt mich immer wieder, wie ihnen dieses Wenige weltweit unter den „ganz normalen" Haltungsbedingungen vorenthalten wird.

Der Hausschweineber Anton zum Beispiel musste erfahren, wie es ist, in einer Mastanlage eingepfercht und im Dämmerlicht in 100 Tagen auf 100 kg zu kommen; dazu wurde er ohne Narkose kastriert, und es wurden ihm die Zähne wegen der gegenseitigen Verletzungsgefahr in diesem Leid herausgebrochen. Aber Anton hatte gleich zweimal „Schwein". Zuerst kaufte ihn jemand als Glücksgeschenk für ein Hochzeitspaar frei. Dort hätte er als Spanferkel enden sollen. Das Hochzeitspaar aber wollte sein Geschenk nicht essen und suchte einen Lebensplatz für ihn.

Nach seiner Ankunft hier gab es einige Anfangsschwierigkeiten. Anton wusste nicht, wie man wühlt und suhlt. Er verstand die Signale der anderen Schweinchen nicht, wurde von ihnen gebissen, konnte kaum gehen und bekam gleich einen starken Sonnenbrand. Nach kurzer Zeit aber führte ihn seine innere Weisheit wieder zurück zu dem für ihn notwendigen Verhaltensrepertoire seiner wilden Vorfahren. Als „freier Rigibürger" zieht er nun über die Alp, und wenn er sich unter einem Baum eine bequeme Erdmulde zur Rast schafft, kann man sein glückliches Grunzen hören – für mich immer wieder ein Geschenk.

Ein ehemaliger Jäger lebte im Rahmen einer wissenschaftlichen Studie mehrere Monate lang mit Wildschweinen und hat dabei 32 verschiedene Lautäußerungen ausmachen können, die er dann zuordnete und verstand. Ein bisschen geht es mir nun auch mit Anton so. In seiner Gegenwart sind mir aber auch all die Millionen anderer Schweine präsent, die es nicht so gut getroffen haben wie er. Auf dem Auto unseres Stifters ist die Aufschrift zu lesen: „Im Kanton Luzern leben mehr Schweine als Menschen. Warum sieht man sie nie?" Ja, man sieht sie nie. Der Grund dafür ist in der Verfassung des menschlichen Geistes zu finden, die auch Blindheit und Egozentrik zulässt. Wer anderen Lebewesen das Dasein derart zur Hölle machen kann, muss diese Dunkelheit ja zuvor im eigenen Herzen tragen. Und so hält Anton in mir diesen sehnlichen Wunsch auch immer wieder neu wach: Mögen alle, wirklich alle! Wesen glücklich sein!

Der Minischweineber Francis wurde in Ebikon gefunden. Bis heute weiß man nicht, wem er gehörte. Er trug durch den Angriff eines Hundes schwere Verletzungen davon, und noch heute sind tiefe Narben auf seinem Rücken zu sehen. Nach längerer Pflege- und Erholungszeit zog er zutraulich mit mir über die Alp – sogar im Partnerlook, denn sein schwarz-weißes Haarkleid ähnelt sehr meinem Ordensgewand. Diese gemeinsamen Wanderungen fanden in einer ganz eigenen Harmonie statt – für mich im Gewahrsein einer Ebene, auf der sich eine klar gezogene Mensch-Tier-Grenze in tief erfahrener Gemeinschaft auflöste. Als dann später seine Gefährtin und die Jungen kamen, wurden unsere Alpwanderungen selten, die Verbundenheit aber ist geblieben. Noch heute nimmt Francis manchmal mit einer unglaublichen Sanftheit meine Hand zwischen seine großen Eberzähne, und ein einziges Vertrauen trägt uns beide.

Nicht lange nach Francis Genesung traf Clärchen hier ein, ein erst vier Monate altes Minischweinmädchen mit schwarzem, krausem Haarkleid. Francis war als geselliges Wesen hell begeistert über diesen Zuwachs, und da mir nicht klar war, wie schnell Schweinchen erwachsen sind, meldete sich bald weiterer Zuwachs an. So war der Rat erfahrener Schweinchenbetreuer notwendig, wie dieses Pärchen rund um die bevorstehende Geburt zu unterstützen wäre. Ganz verschiedene Ansichten kamen da zutage, angefangen mit der Trennung der beiden, damit Clärchen

Ruhe habe und die Jungen nicht gefährdet seien, bis hin zu gar keiner Einmischung. Dass das Muttertier rund eine Woche vor der Geburt ein Nest bauen würde, meinten aber übereinstimmend alle Ratgeber. Freiraum und Nestbaumaterial hatte Clärchen im Überfluss, aber sie machte keinerlei Anstalten, damit zu beginnen. Im Bericht des schon erwähnten Forschers, der einige Zeit mit den Wildschweinen gelebt hatte, waren Beispiele angeführt, wo hochträchtige Sauen kein Nest gebaut und dann eine Fehlgeburt hatten oder starben. Der Forscher vermutete, dass die Tiere ein Gespür dafür hatten, wenn etwas nicht in Ordnung war.

Am Abend vor der Geburt begann dann zu meiner großen Überraschung Francis mit dem Nestbau. Am nächsten Morgen lag Clärchen mit sechs Jungen im Nest und Francis an ihrer Seite. Diese Erfahrung und so manche andere Beobachtung weicht sehr die Konzepte auf, mit denen wir die Wirklichkeit der Tiere einzufangen versuchen und sie dabei auf ein nur instinktives Geprägtsein reduzieren, das keinen Raum für Individualität lässt.

Clärchen betreute die Jungen vorbildlich, und noch heute tritt sie bei der Fütterung zu deren Gunsten zurück, obwohl sie inzwischen größer sind als sie selbst. Clärchen ist trotz ihrer kurzen Beinchen in der Lage, weite Strecken zurückzulegen. Zirka alle drei Wochen unternimmt sie eine ausgiebige Wanderung, meist ins nächste Dorf höher am Berg. Dadurch ist schon das Gerücht entstanden, dass es auf der Rigi wilde Schweine gibt.

Im täglichen Umgang mit den Tieren fällt mir immer wieder auf, wie hochsensibel sie auf meine innere Verfassung reagieren. Wenn ich den Stall betrete und wegen irgendeiner Angelegenheit ärgerlich, bedrückt oder nicht ganz präsent bin, wieseln die Tiere nicht wie sonst freudig grunzend um mich herum, sondern gehen auf Abstand und schauen mich aufmerksam an. Sie können sich nicht hinter Worten und Konzepten verstecken, sind immer im Hier und Jetzt, eins mit Körper und Geist, ganz authentisch in ihrem Ausdruck und somit umso verletzlicher. Ob sie bemerken, wie unsere Körpersprache von Getrenntheit spricht?

In dem Zusammenhang steigen manchmal Erinnerungen an mein erstes Klosterjahr auf. Die Novizenmeisterin erzählte damals von der Tugend der Einfältigkeit des Heiligen Franziskus. Heute wird diese Haltung wohl eher in Dummheit uminterpretiert, damals aber war damit ein ungetrenntes, stimmiges Sein ohne Schein gemeint – klar, transparent, offen, frei von Hintergedanken. In dieser Hinsicht haben die Schweinchen die Lehren des Heiligen Franziskus gewiss besser umgesetzt, als ich es jemals könnte.

Neben der Tierschutzstelle führt ein Bergweg vorbei. Einmal begrüßte uns eine Gruppe von Wanderinnen mit den Worten: „Grüezi miteinand!" Etwas nachdenklich fügte eine Frau dann hinzu, dass sie normalerweise nicht auch Schweine, Ziegen und Schafe begrüße, aber fügte sie hinzu: „Ihr seid so eine schöne Einheit." Ja, da scheint es eine Sehnsucht zu geben, die wir alle tief in uns tragen, nach etwas, das wir kennen, aber verloren haben – nach unserer ursprünglichen Ganzheit.

Im Alten Testament/Genesis gibt es eine Geschichte, die diese Qualität beschreibt. Dort wird erzählt, dass die Menschen die Sprache der Tiere verstehen konnten, als sie mit dem Göttlichen noch ganz verbunden waren – in „Gottunmittelbarkeit" lebten, wie Ladislaus Boros es ausdrückte. In dieser Einheit waren die Menschen mit sich selbst und den Tieren eins. Bis sich dann Getrenntsein auftat und sich die Menschen als Vereinzelte, als Herausgefallene aus den Zusammenhängen der Schöpfung empfanden. Die Tiere aber sprechen wohl eine Tiefe in uns an, nach der wir ständig suchen und in der wir zu Hause sind wie sie. Und wenn es so ist, dass ein mit dem Göttlichen, mit dem Urgrund des Seins versöhnter Mensch sich selbst und den Tieren näher sein kann, dann lässt sich diese Wahrheit auch von der anderen Seite her erkennen: Die Nähe der Tiere öffnet uns die Augen für die unzerbrochene Einheit, für die Erkenntnis, im selben Boot zu sitzen. Sie können uns zurückführen zur Quelle aller Spiritualität und Erlöstheit. Sie warten dort auf uns.

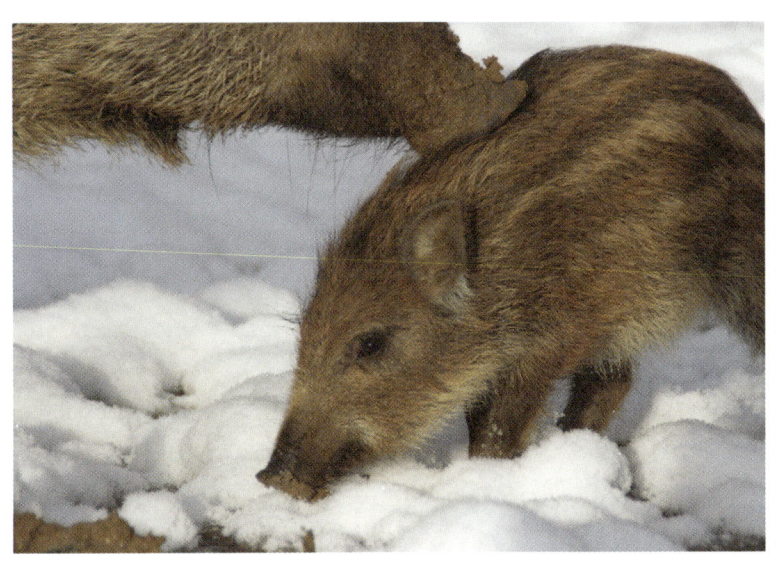

*„Wenn alle Wesen so nahe wie unser
eigenes Kind sind,
wie kann ich so, wie ich bin,
den Übenden erlauben,
das Fleisch ihres eigenen Kindes zu essen."*

Buddha, ca. 563 - 483 v. Chr.,
Begründer des Buddhismus, Erleuchteter

261

Abschlussworte

„Wenn du keinen Menschen töten kannst – gut;
kannst du kein Vieh und keine Vögel töten – noch besser;
keine Fische und Insekten – noch besser
Bemühe dich, so weit wie möglich zu kommen.
Grüble nicht, was möglich ist und was nicht –
tue, was du mit deinen Kräften zustande bringst –
darauf kommt alles an.

Leo Tolstoi, 1828-1910, russischer Schriftsteller

Stellen Sie sich vor, wir würden alle in einer Welt mit frischer Luft, sauberem Wasser, mit grünen, kraftvollen Wäldern, bunten Wildwiesen mit vielen farbenprächtigen, duftenden Blumen und gesunden, mit Leben erfüllten Ozeanen leben. Wir Menschen gingen alle gemeinsam den Weg des Herzens, den Weg der Liebe und des Friedens. Wir unterstützten uns gegenseitig, lebten und handelten zum Wohle aller. Niemand würde ausgeschlossen. Jeder und alles – Mensch, Tier und Natur – würde geachtet, respektiert und mit Liebe behandelt. Nicht nur unsere Handlungen, auch unsere Gedanken, Gefühle und Worte wären durchdrungen von Liebe, Güte, Mitgefühl, Wohlwollen und Verbundenheit. Es wäre eine Welt, die allen Seelenfrieden und Freude schenkte und in der jedem bewusst wäre, dass wir alle den gleichen Ursprung haben, dass wir alle eine (göttliche) Einheit bilden.

Wie fühlt sich diese Vision für Sie an? Sind Sie bereit, diese Welt Wirklichkeit werden zu lassen? Ich bin mir dessen gewiss, dass jeder Mensch tief in seinem Inneren die Sehnsucht nach dieser Welt in sich trägt. Es ist ein Grundbedürfnis der Menschheit, in Frieden zu sein.

Liebe Leserin, liebe Leser, es liegt in unserer Hand, diese friedvolle Welt entstehen zu lassen. Die Welt verändert sich, indem wir uns verändern. Sie wird liebevoller, indem wir uns entscheiden, liebevoller zu sein. Sie wird sanftmütiger, indem wir sanftmütiger werden. Sie wird bewusster, indem wir bewusst werden. Das ist das Geschenk und die Kraft des freien menschlichen Willens, der es uns erlaubt und ermöglicht, dem Leben in jedem Augenblick eine neue Richtung zu geben.

Möge dieses Buch unsere Augen und Herzen öffnen, uns wachrütteln, uns an unsere Kraft und unser wahres Wesen erinnern und uns ermutigen, in Frieden und Freundschaft mit uns selbst und mit allem, was die wunderschöne Erde mit uns teilt, zu leben. Mögen wir Menschen wieder der Stimme unseres Herzens folgen und uns der heiligsten und heilsamsten Kraft, der allumfassenden Liebe, besinnen. Mögen wir unsere Verantwortung, die wir gegenüber der Natur, den Menschen, Tieren und Pflanzen haben, ernst nehmen und unsere Denkweise und unser Verhalten entsprechend verändern. Mögen wir alle an Bewusstheit gewinnen und an Egoismus verlieren. Mögen wir aufhören, die Dunkelheit – Leid, Krieg, und Gier – zu bekämpfen und anfangen, Licht in Form bedingungsloser Liebe in diese Welt zu bringen. Dann werden wir alle heil und glücklich sein.

In Liebe,

Nina Messinger

Literaturverzeichnis und Quellenangaben

Unserer Natur gemäß essen
1. Harmonie und Gesundheit mit vegetarischer Ernährung, Gabriel Cousens, S. 45

Das Märchen vom gesunden tierischen Eiweiß
1. Ernährung für Mensch und Erde, Christian Opitz, S. 87
2. Harmonie und Gesundheit mit vegetarischer Ernährung, Gabriel Cousens, S. 53
3. Vegetarisch leben, Armin Risi und Ronald Zürrer, S. 19
4. Wir fressen uns zu Tode, Galina Schatalova, S. 43
5. Vegetarisch leben, Armin Risi & Ronald Zürrer, S. 20

Du bist, was du isst
1. www.krebs-stiftung.eu
2. Harmonie und Gesundheit mit vegetarischer Ernährung, Gabriel Cousens, S. 48

Gesundheitliche Aspekte
1. Journal of the American Medical Association 176/1961
2. "Our Food Our World", EarthSave Foundation, Santa Cruz
3. Unsere Nahrung unser Schicksal, Max Otto Bruker, S 230
4. www.dr-baumann.com
5. Zeitschrift Tierrechte 2/08
6. Wir fressen uns zu Tode, Galina Schatalova, S. 157

7. Lewis Regenstein: How to Survive in Amerikca the Poisoned, Acropolis Books, 1982, Seite 103
8. Wir fressen uns zu Tode, Galina Schatalova, S. 158
9. Vegetarisch leben, Armin Risi und Ronald Zürrer, S. 49ff
10. Prof. Dr. Michael Teuber, „Antibiotikaresistenzen – Ausbreitung und Konsequenzen", Labor für Lebensmittelmikrobiologie, ETH Zürich
11. Harmonie und Gesundheit mit vegetarischer Ernährung, Gabriel Cousens, S. 46
12. Ernährung für Mensch und Erde, Christian Opitz, S. 105
13. Vortrag von Takeshi Hirayama, Conference of Breast Cancer and Diet, US-Japan Cooperative Cancer Research Programm, Fred Hutchinson Center, Seattle, 1977
14. Ernährung für Mensch und Erde, Christian Opitz, S. 109
15. Harmonie und Gesundheit mit vegetarischer Ernährung, Gabriel Cousens, S. 54
16. Vegetarisch essen – Fleisch vergessen, Hans Günter Kugler, S. 23, 27, 31
17. www.fleisch-macht-krank.de
18. Vegetarisch essen – Fleisch vergessen, Hans Günter Kugler, S. 21
19. Ophir, „Low Blood Pressure in Vegetarians"
20. Vegetarisch essen – Fleisch vergessen, Hans Günter Kugler, S. 50

21. Die deutsche Sonntagszeitung „Welt am Sonntag", 3.12.1995

22. Magazin *Vegetarisch genießen, „Best of" – Band 1,* Interview mit Hans Günter Kugler

23. Geheimarchiv der Ernährungslehre, Ralph Bircher, S. 76ff

Umweltschutz

1. Die Tierindustrie und das Klima. Jens Holm & Toivo Jokkala, S. 7

2. Broschüre „Klimaschutz im Alltag", Vegane Gesellschaft Österreich

3. Vegetarisch leben – Vorteile einer fleischlosen Ernährung, Armin Risi und Roland Zürrer, S. 42

4. Öko-Institut, zit. in Pendos CO2-Zähler 2007, S. 28ff; vgl. auch die Daten bei StMUGV 2007, S. 6.

5. www.albert-schweitzer-stiftung.de

6. Der Standard, Printausgabe, 23.6.2009

7. Migros-Magazin 38, 17. September 2007

8. „Das Neue Delhi", AFP, 20.11.2009

9. Tiere essen, Jonathan Safran Foer

10. Der Standard, 14. August 2004 sowie www.vebu.de

11. Spiegel Online, 2.11.2006, www.spiegel.de/wissenschaft/natur/0,1518,445889,00.html

Welternährung

1. Freiheit für Tiere, 2009, Nr. 3, Seite 42

Tierliebe

1. Welt online am 2.5.2003 sowie Vegi-Info 2009/2
2. www.basisgruppe-tierrechte.org/Tierausbeutung/ fleisch/fleisch.htm
3. www.tierrechte.de/v20002250.html
4. Fleischbroschüre von VGT
5. www.greenpeace-magazin.de
6. Fleischbroschüre von VGT
7. Wovon Schafe Träumen, Jeffrey M. Masson, S. 217
8. Fleischbroschüre von VGT
9. www.berlin-vegan.de
10. www.vier-pfoten.at
11. Tierliebe und der Blick über den Tellerrand; Ilona Witten)
12. www.greenpeace.at
13. Tiere essen, Jonathan Safran Foer
14. Buch „Slaughterhouse", Gail A. Eisnitz
15. Buch „Slaughterhouse", Gail A. Eisnitz
16. Buch „Slaughterhouse", Gail A. Eisnitz
17. Freiheit für Tiere, 4/2003
18. Mein Weg durch die Hölle – aus dem Tagebuch eines Schlächters, Burkhart Marterer
19. Buch „Slaughterhouse", Gail A. Eisnitz
20. Die Mensch-Tier-Beziehung. Eine irrationale Angelegenheit, von Astrid Kaplan

Was ist mit der Milch?

1. Schweizer Vereinigung für Vegetarismus: www.vegetarismus.ch

2. Verein gegen Tierfabriken: www.vgt.at

Vom Lebensrecht der Tiere und der ordnenden Kraft der Natur
1. Freiheit für Tiere Nr. 3, Seite 9
2. Freiheit für Tiere Nr. 4, S. 37
3. Von der Jagd und den Jägern - Bruder Tier und sein Recht zu leben, Karl Heinz Loske
4. Vegi Info Nr. 42
5. Verein gegen Tierfabriken: www.vgt.at/projekte/jagd/fakten.php
6. Tierrechts-Organisation PETA: www.peta.de/web/fallenjagd.783.html
7. Vegi Info Nr. 42

Die Macht eines jeden Einzelnen
1. Abaova, 29. August 2002

Meine Lieblingsrezepte
1. Die besten Gemüserezepte, Kiefer, Rathmanner, Kunze

Ein gesundes und glückliches Miteinander – Fünfzehn Interviews und Statements
Statement von Dr. Kurt Remele:
1. Reagan, Tom: Der Grundgedanke der Tierrechte, in: http://www.tierbefreier.de/tierbefreiung/42/tom_regan.html [01.05.2010].

2. Primatt, Humphry: Disseration on the Duty of Mercy and the Sin of Cruelty to Brute Animals, London: Constable 288. Zit. nach Linzey, Andrew: Animal Theology, London: SCM 1994, 17.
3. Schweitzer, Albert: Kultur und Ethik. Kulturphilosophie Zweiter Teil, München: Becksche Verlagsbuchhandlung 1923, 239.
4. Bauckham, Richard: Jesus and Animals II: What did he Practice? in: Linzey, Andrew / Yamamoto, Dorothy (Hg.), Animals on the Agenda. London: SCM 1998, 49-60; 54-60; Jones, Deborah M.: The School of Compassion. A Roman Catholic Theology of Animals. Leominster: Gracewing 2009, 20.
5. Bauckham, Jesus 51.
6. Bauckham, Jesus 51-53.
7. Benedikt XVI.: Predigt bei der Abendmahlmesse in der Lateranbasilika, Gründonnerstag, 5. April 2007, in: http://www.vatican.va/holy_father/benedict_xvi/homilies/2007/documents/hf_ben-xvi_hom_20070405_coena-domini_ge.html [22.04.2010].
8. Vgl. Linzey, Animal Theology 132-134.
9. Dear, John: Christianity and Vegetarianism. Pursuing the Nonviolence of Jesus, in: http://www.jesusveg.com/christiantext.html [22.04.2010].
10. Ude, Johannes: „Du sollst nicht töten!", Dornbirn: Hugo Mayer Verlag 1948, 388.

Bildquellennachweis

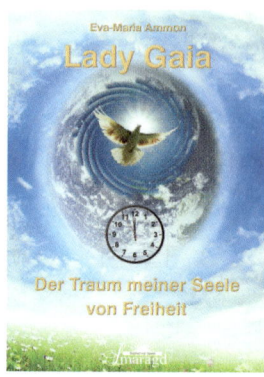

Eva-Maria Ammon
Lady Gaia – Der Traum meiner Seele von Freiheit
272 Seiten, gebunden, mit Leseband
ISBN 978-3-941363-49-6

Im Angesicht zunehmender Naturkatastrophen wird ein Ausruf immer lauter. „Mutter Erde wehrt oder rächt sich." Ist das tatsächlich so? Was geschieht wirklich auf unserer Erde, und woher kommen die Naturkatastrophen, die immer mehr „Opfer" fordern? Lassen wir Gaia, die Seele unserer Mutter Erde, selbst zu Wort kommen.

Gaia betont sehr deutlich: Es ist später als 2 Minuten vor 12. Doch was bedeutet dies im Tanz der Ewigkeiten? Es ist an der Zeit, aktiv zu werden für unser aller Lebensraum, den wir Erde nennen. Wegschauen war gestern. Hinschauen ist heute. Erkennen, Erfahren, Erwachen, Handeln.

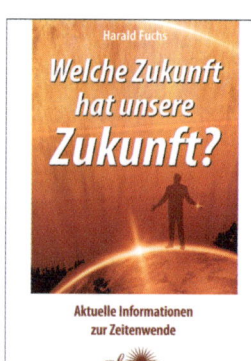

Harald Fuchs
Welche Zukunft hat unsere Zukunft?
Aktuelle Informationen zur Zeitenwende
216 Seiten, A5, gebunden, mit Leseband
ISBN 978-3-941363-45-8

Noch nie da gewesene Veränderungen sind zurzeit spürbar. Sie betreffen die sozialen, politischen, ökonomischen, finanziellen, geologischen, meteorologischen, militärischen und atmosphärischen Strukturen der Erde.

Alte Strukturen und Systeme, die uns nicht mehr dienlich sind, dürfen sich verabschieden und lösen sich auf. Nur so wird Platz für Neues geschaffen, und in einigen Jahren wird sich unsere Welt so verändert haben, dass wir sie heute nicht wiedererkennen würden.

Körper, Hormone, Zellen und Psyche verändern sich, Emotionen werden frei, die Schmerzen durch die Wehen immer stärker. Diese Vorstellung weckt in uns das Verständnis, warum beim Entstehen von Neuem auch manchmal schmerzliche Prozesse in Kauf zu nehmen sind. Doch dann ist es endlich geschafft – die lange Reise hat ein Ende!